U0142850

藝術本位研究

從研究的觀點看創造性藝術治療
Art-Based Research

Shaun McNiff　著

吳明富　譯

五南圖書出版公司 印行

Art-Based Research

Shaun McNiff

There are more things in heaven and earth, Horatio,

Than are dreamt of in our philosophy.

Hamlet, Act I, Scene v

Horatio，在這天地間，還存在著許多

超乎我們哲學思考所能想像得到的事物。

《哈姆雷特》，第一幕，第五場

This book is dedicated to Rudolf Arnheim, who has pioneered
the integration of thought and image in research.

這本書是要奉獻給魯道夫・安海姆（Rudolf Arnheim），
他一直是將思想和影像整合在研究中的先驅。

感　謝

　　《藝術本位研究：從研究的觀點看創造性藝術治療》一書，是由許多我的同事和研究生所共同塑造成形的。之前已經畢業、難以計數的碩士和博士班學生，都是我主要的合作對象。我將指出幾位已經在藝術本位研究上也頗有成就的代表人物，並中包括：Janice Shapiro、Kit Jenkins和Jo Rice，他們是第一批藝術本位的研究人員；Stephen Hardy，她教導我如何釋放出自己的心聲；Stephanie Grenadier，肯定我對整個創造性研究過程的智慧所抱持的信念；還有那群碩士論文團體，他們將研究工作深入到我無法想像的程度，特別是1994到1995年的這個碩士團體，他們的創作讓我受到激勵，進而使我決定離開萊斯理學院（Lesley College）；最後，是那些由學生變成我碩士論文課程的教職團隊。

　　我要特別感謝爾舒林學院（Ursuline College）的Sr. Kathleen Burke，她提供我獲取此校藝術治療研究所課程的論文資料，並且在分析詮釋的過程當中協助我；以及爾舒林學院的教師Katherine Jackson，她與我共同討論這些論文資料。我還要特別感謝接下來的幾位同事，他們幫忙我複審本書原稿：芝加哥開放畫室方案（The Open Studio Project in Chicago）的Pat Allen；維尼州立大學（Wayne State University）的Holly Fenn-Calligan；安得克學院（Endicott College）的Linda Klein；羅由拉‧瑪麗蒙特大學（Loyola Marymount University）的Debra Linesch；《藝術治療期刊》編輯Cathy Malchiodi；歐洲研究學院（European Graduate School）的Paulo Kniff；以及瑪麗伍德學院（Marywood College）的Bruce Moon。謝

謝Peter Hart的諮詢協助；謝謝安得克學院的圖書館員：Tom Cesarz、Betty Roland和Karen Atkinson等人運用他們的研究技術來協助我；謝謝聯合大學（Union Institute）博士候選人Ruth Henderson，當她開始計畫自己的研究時，她利用本書原稿進行「測試」；謝謝Kendra Crossen教導我如何寫書；以及Jessica Kingsley對此書的支持和她對未來藝術本位研究的信念。

Artistic Knowing

An Introduction to the Chinese Edition of Art-Based Research

New professional disciplines like the expressive arts therapies have applied artistic knowing and communication to the pressing needs of health, education, and human service professions. Yet when we set out to examine how art heals, how it solves problems and offers new insights into experience, and how it moves civilization forward, we have invariably turned to the domains of psychology and social science even though it can be argued that throughout history the arts have been the pre-eminent way of exploring and describing the conditions of the human psyche.

Artists are aware of how the systematic use of different media enables them to see, hear, move, feel, and imagine in more complete ways. Like scientists, innovative artists are always experimenting, changing, and examining experience. Pablo Picasso said, I never made a painting as a work of art, it's all research. For example, he experimented throughout his life with different ways of viewing phenomena realizing, in keeping with classical Chinese landscape painters and advanced physics, that there is no single and absolute vantage point on reality.

I believe that the current interest in art-based research extends from the creation of new academic and professional disciplines like expressive arts therapy which combine the arts with previously separate domains such as psychology and health. The establishment of disciplines that thoroughly integrate art and science in turn generates a need for approaches to research that that do not subordinate one to other.

In this book I strive to offer many examples of what art-based research can be. The "research" aspect of this work can be defined as a systematic and disciplined inquiry utilizing a certain set of procedures and materials to explore questions, problems, and ideas that art-based researchers bring to the studio where the arts lend themselves naturally to this kind of experimentation.

I came to art-based research through the challenges presented by my graduate students at Lesley University as described in this book. During the early 1980s the students wanted to use the process of artistic expression as a primary rather as a secondary mode of inquiry. They saw artistic experimentation as a method for creating new psychological insights as contrasted to the more conventional use of psychological theories and procedures to analyze art. My students were asking me to reverse the core tenets of the social science enterprise. There was a cognitive and aesthetic dissonance between the dominant methods of academic research and what they hoped to do.

In my teaching I conveyed the folly of clinical practices that translated artistic expressions into words, psychological concepts, and symbolic systems that were all too often far removed from artistic expressions. But I had yet to apply this epistemological position to the lofty academic realm of "research." In retrospect I see how my students were a step ahead of me. I resisted at first, but in 1989 I used my paintings as a mode of research in *Depth Psychology of Art* rather than rely on the more distant, second-hand use of case studies. The key shift involved the perception of paintings as autonomous phenomena that lend themselves to examination by the artist-researcher. This approach departed significantly from the assumption that by researching one's own art work, the artist is exclusively involved with self-centered inquiry. The paintings are intimately connected to the artist but yet totally separate. And even more importantly, the artworks were not simply data to be studied; they were outcomes that documented psychological insights generated by the artistic process.

I went even further in *Art as Medicine: Creating a Therapy of the Imagination* (1992)* where I used my own artworks and my experimentation with the process of dialoguing with them as a way of understanding, documenting, and perfecting the process of creative and imaginal dialogue. This work helped me to demonstrate how the creative process in painting, creative writing, dramatic improvisation and other expressive modalities could be the basis of my research which was inspired by a desire to explore and present methods that will be useful to others.

Usefulness has emerged as a key standard that I apply to assessing the value of art-based research. I urge colleagues in higher education and the professions to bring research about human experience down to earth and liberate it from all of the spiraling complexities within the social sciences used to justify methods outside the comparably simple and direct methods of physical science. Research needs to be recast as

---

* *Art as Medicine* has been translated into Chinese and published by New Road Publishing Company, Taiwan, 1999.

something accessible to every person, including artists, trying to learn about experience and contribute to human understanding.

I have been delighted by the positive reaction to the 1998 publication of *Art-Based Research* within the academic community inside and beyond the discipline of expressive arts therapy. I confess that this was not expected. The response suggests that the world really does want practical and creative ways of studying human experience that make use of the different skills, interests, and disciplines that researchers bring to their tasks.

I am thankful to Wu Ming-Fu for his genuine support of my work and I am indebted to him for bringing *Art-Based Research* to the Chinese reading world that I so greatly admire.

Shaun McNiff
University Professor
Lesley University
Cambridge, Massachusetts, USA

藝術探知

《藝術本位研究》序言

　　新的專業學科，如表達性藝術治療，已經在健康、教育和人本服務等迫切需要的專業上，運用藝術來認知和溝通。然而，當我們開始去調查藝術如何具有治療力、如何能解決問題和如何能對經驗提供新的見解，以及它如何讓人類文明向前推進時，我們老是只往心理學和社會科學領域鑽研，即使我們可以據理力爭地說，綜觀整個藝術的歷史，藝術早已成為一種探索和描繪人類精神狀況的卓越方法。

　　藝術家們會意識到如何有系統的使用不同的媒材，來幫助他們較完整地去看、去聽、去移動、去感覺和去想像。就像科學家一樣，具創造力的藝術家們，總是一直不斷地去試驗、去改變和去調查經驗。畢卡索曾說：「我從來不為藝術品而去創作一幅畫，一切都是為了研究。」例如：畢卡索終其一生都在實驗不同的方法來觀察現象，就好比傳統的中國山水畫家和先進物理學一樣，他領悟到，在現實層面上，沒有任何唯一且絕對的優勢觀點。

　　我相信當前對藝術本位研究的關注，是延續於像表達性藝術治療等新興學術和專業學科的誕生，這類學科將藝術和之前如心理學和健康醫學等分裂的領域，結合在一起。這個將藝術和科學徹底整合之學科的建立，逐步產生了一種對多樣研究取向的需要，而這些研究取向並不相互貶低彼此的重要性。

　　在這本書中，我盡力去提供許多藝術本位研究範例。這本著作裡的「研究」觀點，可以被定義為是一種系統化且遵守紀律的探究，這種探究利用一套特定的程序和材料，去探討藝術本位的研究人員在工作室裡

所產生的問題、爭論和構想，而工作室便是讓藝術自然而然地提供給研究者這類型實驗的場所。

我之所以涉獵藝術本位研究，是由於萊斯理大學的研究生們，我在本書中有提到他們所帶給我的挑戰。在1980年代早期，我的學生想要利用藝術表達的過程，當作是主要而非次要的探究模式，他們視藝術的實驗為一種創造出新穎心理學見解的方法，而非較因襲傳統地運用心理學理論和程序去分析藝術。我的學生們要求我去顛覆社會科學領域的核心教條，其理由是，在介於主流的學術研究法和他們所渴望想要從事的研究之間，存著一種在認知和美學上的不和諧。

在我以前的教學中，我傳播了臨床實踐的愚行，那就是將藝術表達轉譯為常常遠離藝術本身的表達性文字、心理學概念和象徵符號系統，只是，我當時還未曾將這種認識論應用到崇高的學術研究範圍裡。回顧過往，我察覺到我的學生是如何領先了我一步，雖然我剛開始還有所抗拒，但是我在1989年《藝術的深層心理學》（ Depth Psychology of Art ）一書中，使用自己的繪畫為一種研究方法，而不仰賴較疏離、二手的個案研究。這個轉變的關鍵在於：視繪畫本身為自主的現象，它們有助於藝術家研究員的探究過程。這種研究方法與之前的假設：如果藝術家只是研究自己的藝術作品，他會排外地只涉及到以自我為中心的研究，明顯地區隔開來。然而，繪畫本身是緊密地與藝術家本人連結在一起，但卻又完全的分開。此外，更重要的是，藝術品不只是研究資料而已，它們是在藝術過程中，洞悉心理所產生的記錄成果。

我甚至在1992年出版的《藝術即是醫療》（ Art as Medicine ）一書中，更深入地使用自己的藝術創作，並且嘗試親自與作品進行對話的過程，來當作是一種理解、記錄和讓具創造力及想像力的對話更加完美的方法。這本著作幫助我論證出，繪畫、創意寫作、戲劇的即興創作和其他表達形式的創造過程，都可以成為我作研究的基礎，而此項研究，

就是受到我渴望探索和呈現出對其他人同樣有助益的方法，所激勵出來的。

　　實用效益，是我在評估藝術本位研究的價值時的關鍵標準。我極力主張在高等教育和專業領域裡工作的同僚們，能將我們對人類經驗的研究帶回現實世界中，並且從所有在社會科學內，用來評斷同樣是簡單又直接的物理科學以外的方法，所造成不斷加劇的錯綜複雜現象裡，解放出來。研究需要重新改頭換面，以平易地讓每個人都能親近，其中包括了那些試著從經驗中學習，並且為理解人類作出貢獻的藝術家們。

　　自從《藝術本位研究：從研究的觀點看創造性藝術治療》一書於1998年出版後，我很高興此書已經獲得在表達性藝術治療學科內和外在學術社群的正向反應，我承認這是我之前所未曾預料到的結果。這樣的迴響指示出，這個世界的確想要用實用且具創造力的方法來研究人類經驗，以讓研究者運用不同的技術、興趣和訓練，來從事他們的研究工作。

　　我在此謝謝吳明富誠摯的支持我的著作，並且感激他將藝術本位研究推廣到我所十分欣賞的中文讀物世界中。

雄恩・麥可尼夫

萊斯理大學教授
康橋，麻薩諸塞州，美國

目　錄

前　言

　　當創造性藝術治療專業領域對研究的過程逐漸加以關注時，該是我們要問自己，是否準備好使用獨特的藝術探究方法，去塑造新的研究展望的時候了。研究是一種用來專注於產生新知識的過程，但是我們卻不太願意去擴充探究的方法，以增廣我們在智慧上和治療上的前景。

　　藝術治療界和其他所有的創造性藝術治療領域已經自我提升，成為是那種用傳統語言無法表達的另類治療模式，為什麼我們卻不能運用這樣的思考在學術研究上呢？

　　研究所的訓練課程已經逐漸被要求必須處理學術研究這個議題；相同的，臨床實務工作者也需要實用的研究報告來支援。這本書致力於說明，臨床實務研究者如何在接受藝術治療教育的訓練期間，以及在整個未來的職業生涯裡，投入藝術本位的探究。這本書的主要目的是要呈現，我們如何創造出與藝術過程相呼應的研究模式。我們與其在自己的學科以外去發掘如何來作研究，不如審視自己目前所做的事，並且針對現有的實務工作和創造性藝術治療師的著作，來辨識出研究模式。我希

望展現出學術研究是如何與實務工作，以及我們專業領域的創始人所寫的著作密不可分。

研究可以在每一個層面中被結合來提升知識、豐富性和創新。在創造性藝術治療裡，豐富的臨床實務經驗可以提供許多機會，來消弭一些在我們的學科內，將研究和實踐分開的隔閡。當其他學科領域的研究人員開始探索如何藉由藝術，來擴展他們的研究調查方法時，我相信創造性藝術治療，可以為更廣大的理解人類背景作出獨特的貢獻。

我們可以想像一下，在未來的某一段時間裡，那些習慣於在實證科學架構中，為自己的美學工作提出辯解的創造性藝術治療師們，開始變成心理學和教育界內一些研究人員的嚮導和資源，因為這些研究員想要使用創新且能瞭解探究對象和自我表達的方法來調查現象。

我對在創造性藝術治療社群中，那些被普遍認為是對實務工作頗為重要，並且需要評量結果的實證研究方案感到歡迎。當數量化的資料能幫助我們說明一些在專業上的議題時，我對它們保有熱衷的興趣。在此書的後面章節裡，有些爭論和問題會被確認出來，以透過統計學的研究方法來探討。創新設計的實驗，可以為我們在對重要的創造性藝術治療過程進行瞭解時，作出貢獻；但是，還有許多其他研究取向，是超出計算過程和測量領域之外的，而這些計量過程，會將方法學中保守的基本主義，強加於探究過程上。許多在創造性藝術治療實踐裡的重要議題，需要一種以藝術認知為準則的探究模式。

在創造性藝術治療社群中，要建立學術研究文化的第一步驟，便是得去承認仍然有許多爭論和問題，需要我們去使用各種對等的方法來進行調查研究。我們必須超越那種強迫自己只用單一方法，來對每一種生活狀況進行研究的想法。這本書提出了一個在創造性藝術治療社群中，缺乏專注於以藝術探究過程為基礎的研究法議題。我明白，有些人也許會認定，由於我強調藝術本位研究的需求，因此會去質疑一些比較傳統

的行為科學方法的價值，但這絕非是我的意圖。我的目標是要建立一個能讓藝術本位研究，在整體研究環境中受到尊重的地位，藝術的探究必須在研究桌上占有一席之地。

行為科學研究的方法，在創造性藝術治療中頗為實用，而且是其指引和靈感的泉源，可是，它們無法去定義出某些能被使用來更深入瞭解我們這個新學科的研究法範圍。行為科學研究法，是從一種與創造性藝術治療「相關」的文化和學術傳統裡所產生的概念，但並非是在我們所從事的創造性藝術治療工作特質中自然浮現出來的。在所有關於創造性藝術治療研究的著作中，有一種值得讚賞的現象，那就是想要去接受各類型的調查方法，並且渴望發展出一些適合尚待審查之問題的探究設計；然而，在這些新的文獻群體中所欠缺的是，我們如何能將重要的創造性藝術治療過程應用到研究上的檢閱。

當我在審視那些探究創造性藝術治療經驗的著作或研究方案時，我會馬上運用自己對真實性的直覺測試，來決定這份研究報告是否實在？它有碰觸到，並且描繪出我在創造性藝術治療中所經驗到的特質嗎？用質化和量化為主的架構來審視研究，對於我在創造性藝術治療關係中所接觸到的實際狀況，有極少的關聯，因為在此質化和量化的二分法中，藝術探究不占有一席之地。我們也許可以說，藝術本來就是純粹「質化」的，因為它是一種徹底的經驗式活動。

我對藝術本位研究的定義是：一種運用創造性藝術治療經驗中各種元素的探究方法。這些元素包括研究者將自己的藝術創作，當成是瞭解我們所從事的實務工作之重要性的方法。如果我們仔細去看看那些當今在實行創造性藝術治療工作的人，以及最重要的，創造性藝術治療研究生的實驗活動，我們會發現，藝術本位研究已經早就被廣泛的應用，但是在創造性藝術治療專業裡，當我們要正式反映出研究活動的本質時，這種研究卻從來不被宣告出來。

　　我寫這本書的目的，是要去擴展有關研究到底是什麼的各種假設前題，我提出許多研究計畫的構想，以及根據自己與他人一起進行以藝術為基礎的研究工作實例，希望能達到激發讀者的想像力和去從事實驗的目的，但我主要的目標是希望能嚴肅地在認識論（epistemology）的討論中，沉浸於自己的專業裡，而這些討論總是必須與研究結伴同行。我的一位研究所學生告訴我：「一切端視於你如何去架構它，我們若不是被自己所使用的架構所服務，就是被制約。」

　　C. G. Jung曾類似地說過：「一切都取決在於我們如何去看待事物上。」（1997, p.91）當我們用新的方法去審視時，我相信我們將創造出新知識。Jung覺得「發現之旅」應該包含沉浸在創造性的想像中和它的「不確定軌道」裡（同上，pp.33-34）。他描述了自己持續不變的與潛意識對質，是如何的引導他創造出精神治療的方法和心理學的理論：「這個想法讓我全心投入在一項危險的事業中，而這項事業不只是單獨為了自己，同時也是為了我的病患，它幫助我渡過了幾個具決定性的階段。」（同上，p.27）

　　為什麼藝術性的認知和創造性的實驗在我們對研究的討論中，經常被給予極少的關注呢？我相信這個問題主要歸因於我們採用了那些看似科學的研究模式，因為創造性藝術治療師們對直覺性的發現方法缺乏自信。這種狀況之所以會發生的根源頗為複雜，它們或許是從藝術治療師在從事心理治療實踐（Allen, 1992）或研究（Linesch, 1995）時，偶爾會存有的邊緣性自我形象裡所浮現出來的。由於這個問題是如此普遍，以至於許多我認為可以成為研究發明者的治療師，無法看到自己在從事研究。

　　我並不是在反對科學，而是想建議一種能用已經被樹立的科學方法，去辨識出一些我們所共同關注之領域的合夥關係，同時也清楚的區別出那些需要用全新方法來理解的創新事物和過程。

　　我已經從事了各式各樣創造性藝術治療的研究，也督導過幾百個碩士和博士班研究生對創造性藝術治療過程的調查。身為督導，我的目標一直以來都是要幫助這些研究生，盡可能自由地探究他們的創造性藝術治療經驗，我比較少考慮到要確保這些研究報告能符合學術研究的標準定義，並且投注較多心力在決定他們的探究計畫是否能通過研究生本人對真實性的測試：這項研究將對他人和自己有用嗎？這個探究過程能在任何層面上幫助人嗎？還有最重要的是，這個研究能與研究者的創造性藝術治療經驗產生共鳴嗎？

　　為了與科學實例保持一致，我從來未曾開始把研究法本身當作一門學科來教，我的教學實驗室，是被那些吸引人們在此一特殊安排的環境中，來進行研究的準則和價值所充滿。當我與學生在一個以藝術表達為特徵的環境下共同合作時，一種探究的傳統隨之浮現了，因為我不覺得我們所做的事，完全都符合任何一種存在於當代的研究類型。其他的學科，如教育學或女性研究等，也同樣經驗過想去創造出新的方法來概念化研究的需求。我們對方法學的討論，也是一個在社會學、心理學和輔導諮商領域裡之博士課程的主要核心重點。

　　我覺得，嘗試藉由創造出新的「質化」研究類型來促進多元化，可以為日益被強調的研究法教學作出貢獻，因為當我們去建立出各種研究類型的名單時，這會帶給人一種能將所有種類都包含在內的印象。「現象學式」（phenomenological）、「啟發式」（heuristic）和「詮釋學式」（hermeneutic）的研究方法，現在都被歸類為「質化」研究法的一種，它們被以行為科學的角度來呈現。但是，這些研究法過程其實具備更大的面相，這種努力把它們囊括在一個被擴展過的科學範例裡，是一種科學至上主義的反映，而科學至上論就是以假設科學是唯一能瞭解人類經驗的工具為前題。

　　哲學家Hans-Georg Gadamer認為，所有想從事經驗式認知的意

圖，都是建立在美學的觀點上，他說：「美感經驗不僅僅只是所有經驗中的其中一種，它代表了經驗的本質。」（1994, p.70）Gadamer相信，既然「經驗」已經被Edmund Husserl定義為是一種出自意識的企圖性行為，我們是無法完全的去解釋它來歸納出意義。我們可以只透過對現象自身的美感本質來進行沉思，以發現經驗式的真相。

Gadamer強調在理解人類歷史中藝術認知的首要地位，他並且描述到，我們正在經歷一種「對美感經驗的現象式回歸」。心理學在美學風格和質化研究方法上，日益增強的學習興趣，暗示了心理學是一門既是科學也是美學的學科，而創造性藝術治療專業的興起則是心理學在美學上的一種表現。

雖然我欣賞Gadamer，但我不認為自己是詮釋學的研究者。同樣的，我能認同現象學和啓發式探究的價值，但我不想將這些標籤硬貼在我看待研究的方法上。藝術本位研究可以被簡單的定義為是一種把各類型藝術當成探究對象的調查模式。我對藝術治療特質的探索和我所設定的調查主題，將會永遠決定我如何進行研究。

美學這門學科常常被認為與主觀性和恆變性相關聯，而這個觀點與一個假設前題共生：在經驗的核心中，存在著一種客觀的且持續不變的事實。如果真有那麼一種構成所有經驗的永恆事實存在，那麼科學已經顯示，我們無法得知它。這些試圖要將所有知識包裹在科學方法裡的缺點，就是它欠缺理由同樣地產生一種對科學單向的排拒。我們同時需要科學和美學的知識，這兩者在人類的歷史中，當它們持續的在探索未知時，總是相互補。然而，該是時候去承認，我們無法藉著科學的方法來完全理解人類經驗，並且去運用這些我們常常與科學相提並論的紀律、嚴謹和智慧於美感探究的過程中。我們也必須明白，創造性藝術治療是心理學在美學角度下自然衍生的產物，它需要鼓勵用這種觀點去作研究，但是我不想於任何情況下，在創造性藝術治療研究領域中，再去促

成另一種二分法的發明。以美感爲取向的研究也許適合一些方案，但並非適用於其他所有的研究計畫。

　　藝術本位研究對我們所呈現出的最大挑戰，在於它的無限制可能性。我們比較容易遵照一連串的標準步驟來設計一項研究方案，但爲了與創造性經驗的本質保持一致，藝術本位研究也許有時候會鼓勵去沉浸在經驗的不確定性當中，來「找尋」一種滿足自我的探究途徑，以及透過一個通常無法預測的探索過程中所浮現出來對事物的理解。這些價值與事先建立好和預先計畫實施的一套準則來教導研究法，是十分不同的。藝術本位的探究就像藝術本身一樣，也許經常要包含仔細計算過的研究調查，但眞正在創造性的發現中，最獨一無二的特徵是對未知的擁抱。這種研究方式需要具備非常清楚的自我抉擇能力，並非適合每一個人，可是它必須提供給那些想要用自己的技巧和獨特敏感度去研究自身經驗的藝術家們。

　　我將不會在本書中呈現出如何有步驟的去從事藝術本位研究的指引，即使我知道創造出這樣的手冊，也許可以享受極大的聲譽，因爲有太多人想要瞭解該如何進行這樣的研究，然而，這就是一種我們在現今的行爲科學裡所能看到，依賴標準化研究方法的人性傾向。如果我去提出一種絕對定義下的探究方法，那我將會同時排除掉那些也許在未來實驗中能浮現出的無限可能。當代心理學中，我們在努力地追求更加創新時所面臨的最大挑戰是，這門學科和這個社會已經被訓練成用較狹隘的方法來看待研究。我將建議一些希望能激發讀者興趣的方法和議題，同時提供不同進行研究方法的示範。我也會指出方向並且討論構想，我相信每一位研究者將能透過實驗的過程，來使自己的方法更加盡善盡美。

　　雖然我最終感興趣於所有的創造性藝術治療類型，以及它們如何透過創造性的經驗，將彼此不同的表達模式相連互動 （McNiff, 1981, 1987a），但在這本書裡，我將主要集中在檢閱「藝術治療」的研究

上。藉由對藝術治療的專注，我希望呈現出我們對於研究的實踐力行，是如何已經在這門特別的學科領域裡出現。這種學術方法是以我在創造性藝術治療的多元學科中，個人的臨床實踐爲例。視覺藝術一直都是此多元學科中的莖幹，它生根並且分支到其他的表達模式裡。我承認自己因爲三十年來的投入，而醞釀出對藝術治療社群的偏愛，但是，撇開我個人的情感不談，創造性表達的治療力量將無法被完全的理解，除非等到研究者開始去認同和調查這些在所有具想像力的分科中，它們是如何相互增長，並且彼此協助的深刻血緣關係。

我將會引用其他創造性藝術治療學科的研究，以及當它們在促進並深入瞭解藝術的力量和現象時，不需受單一調查途徑所限制，而能交互運用的臨床實踐。

在此書的第一部分，我將提出可以應用在所有創造性藝術治療模式上的準則，但是在接下的二個部分，藝術治療則成爲我主要的研究對象。藝術治療的文獻和歷史能提供廣泛的資料，我對此學科的專注，可以比喻成是一般研究員要創造出一個探究對象的母體時，所必先定義出的參數。我認爲在某一領域中的研究，也能用來說明其他領域，因此，我的意圖在於希望藉由對藝術治療學科的分析所獲得的結果，也能被運用到舞蹈治療、戲劇治療、心理劇、音樂治療、詩歌治療，和多元化的創造性藝術治療中。

當我在從事創造性藝術治療的實務工作時，不同知覺的表達總會不可避免地通過任何我所樹立的概念化藩籬，因此我認爲，各種想法和創造性活動不可能被嚴格的限制住。一位來自肯納馬瑞的愛爾蘭農夫曾一度對我說：「你不能圍籬住任何有翅膀的東西。」根據我自己的經驗，藝術的表達比較傾向於展翅飛翔，而非拘泥僵化，然而，爲了達到檢閱這個特別的研究目標，我將試著只專注在單一的學科上，因爲我知道，各門學科間將會自然存在著一些跨越概念界線的流動。在此書的第二部

分，我對藝術治療的專注就好比是一種個案研究，在此個案研究中，我將針對藝術治療這門學科進行探究，並且希望能建議出存在於視覺藝術治療「範圍外」所有可能的連結。

當我引用其他創造性藝術治療的研究報告時，我相信將能描繪出這些相關學科是如何的對彼此都重要。我在第三部分所提供的一些可能的研究活動，將會建議出許多結合不同藝術模式的計畫方案。這種對整體研究表現的關注，有一天將可以釋放出流動在一個全面化且具循環作用的創造性表達系統內的能量，而這個系統將不會受到專門化所阻礙。如此一來，所有的藝術型態都將能共同參與在創造性想像的智慧中，而這正是引領出巨大發現的前線。Carl Jung曾經探索，如何用比合理化思考更有效的想像力來理解和改善困難的生命狀況，但他領導先鋒的努力，卻無法重大的改變心理治療界排外的只與推理和其認識論同盟的合夥關係。創造性藝術治療已經延續了心理學的研究傳統，然而，具創造性的想像力是我們在治療實務工作中，最精華的材料和最佳的探究對象，卻甚少被我們用來成為研究調查的工具。

在著手撰寫這本書時，我確認出三個在創造性藝術治療中，對於啓蒙出一個嚴謹且具創造性的研究傳統來說，極為重要的主題。其中第一個且最主要的目標是認識論，我們必須更加明白，藝術性的認知是如何不同於科學性的認知。第二，我們需要藝術經驗的獨一無二特質，以及它被運用到治療上時，所產生的研究方法和問題。最後，達到前述兩項目標將能協助我們去決定，傳統的行為科學研究方法在哪裡和如何能有選擇性的去利用它們，來促進在治療上對創造性經驗的理解。

除了一方面鼓勵我們與更廣大研究人類現狀的學術社群合作外，創造性藝術治療師們需要花更多的時間來調查，什麼是讓我們與其他研究同儕能交流互動的因素？什麼是彼此都能看到成效的目標和結果？我們可以使用什麼樣不同的方法來達到這些目標和結果？我們如何說服自

己、個案和同儕們這些方法的成效？

　　這本書是針對所有我在創造性藝術治療界的同行，以及那些我們努力去教育的學生們所寫的。為了讓研究活動和發明能被視為有效，我們必須在界限、目標、方法和價值評估上有某種程度的共識。已經有很長的時間，我們都在自己學科以外尋找方向，然而這卻帶來極大的困惑，並且造成喪失許多運用我們對臨床工作的熱情和想像力來追求從事研究的機會。對一門專業來說，在自身以外的領域裡持續的去尋覓指引，這並不是一種健康的現象。創造性藝術治療界一直以來都認真地去尋求外在對自己價值的認同，但這樣的作法似乎成為在行為科學內，不論好與壞習慣的共同依賴者。我們已經不斷透過心理健康領域中較具主流性同行的認知來界定自己，我想，此時此刻該是我們要獨立自主起來，並且同時與他人保持聯繫的時候了。

　　如果我們能夠信任自己獨特的藝術認識論和在藝術實踐上所做的事，並且能夠創造出嚴謹的藝術本位研究準則，那麼我們的專業將會成為研究社群中的一個重要貢獻者。所以，我們必須首先說服自己是具有一種特別的智慧和價值。當我們在臨床實踐和研究上更有安全感和自信時，我們將能影響那些在我們領域之外的其他學科。我感覺到，創造性藝術治療界正在一種似是而非且自相矛盾的論點中運作，就只差在時間上，期望這門專業最終能從依賴他人的狀況下轉化過來，並且在促進理解人類的共同努力裡，發現它的獨特地位。

第一部分

理論基礎

新研究觀點的出現

在二、三十年前，當創造性藝術治療這個領域中的專業人員，開始把焦點放在對學術研究的渴求時，傳統的行為科學研究法，質化的研究和量化的研究，被公認為是唯一的研究工具，因為他們自認為創造性藝術治療只是精神治療領域的延伸，並且希望藉著遵循「可被接受」的學術研究標準來證明藝術治療的功效。

英文字"research"代表徹底調查研究的意思，"research"就是藉著一個有紀律、受過訓練的研究方式來"search again"「反覆尋找」的過程。然而，在創造性藝術治療這個領域中，我們已經普遍的接受學術研究和科學性的調查是兩個相同的概念。如果只用這個單一的角度來看學術研究這一詞，那便局限了我們去尋找新的且富想像力的研究法可能性的動力。創造性藝術治療已經被定義為是一種將之前分開之不同學術領域的結合，可是我們卻忽略了要去關注這些建構出藝術治療這個新實體的不同學術領域中，「所有的」研究法。雖然我要試著提倡一種較全面性的學術研究方法，但我無意去否定科學研究法的價值。事實上，我堅

信，如果我們能創造出一種更多元化的學術研究環境，以科學為基礎的研究調查也會隨之復興。

從我整個職業生涯過程裡，我逐漸領悟到，創造性藝術治療這個領域的出現，最主要的貢獻者是藝術本身，然而，藝術卻在這個專業的學術研究論述中被明顯的忽略。在1970年代，當我從事博士班研究時，我專注於藝術心理學，並且訪問藝術家和兒童有關他們的創作動機，我藉著行為科學研究法中的訪談方式來調查藝術創作的過程，雖然這個探索藝術創作動機的研究榮獲獎項，但我無法確定的說，這項學術研究對我或任何其他人有持續性的影響力。

我藉著指導碩士班學生的論文，和督導一位有意研究藝術創作的博士班學生的經驗，一種研究法的新方向開始在1980年代早期萌芽。我那些碩士班的學生，對於之前我在從事博士研究時，利用心理學研究法重新探討與創作動機相關之心理因素的文獻，且將訪談資料和所作的結論用傳統式的學術寫作方式呈現出來等過程，並不感興趣。剛開始我還以為他們大概缺乏對追求知識的好奇心，但是後來我才知道，他們比較有興趣於專注在藝術創作的過程，以及他們個人與作品之間的關係。當給予學生們自由時，他們選擇依照自己的興趣，來決定如何能將個人的創作表現與自己的碩士或博士論文成品相結合。如果當時我堅持學生們使用正規的研究法，那我等於是強迫他們遵循傳統標準，會因此而剝奪他們對創造性藝術治療的中心實踐。

當我放鬆對學生在研究過程的控制時，他們開始探究我從來沒有自己經驗過的個人創造表現力。我的學術成就在那時，大部分只專注於記錄我對其他人作品的觀察，以及他們在面談時對自己創作表現的看法，我感覺這樣的學術過程是二手的，與學生們自行創新的研究那種具創造力的過程相差甚遠。這些研究報告與我在工作室中教導他們持續從事藝術創作，和用想像力來反映自己的創作相一致。時間證明了這些學生確

實對藝術的治療能量有全然的認識，他們也親自見證到，沒有理由將學術研究和實務兩者分裂爲二的概念。學生們專心一意的付諸行動來將實務研究盡全力完成，反觀我自己，則老是在藝術工作室（實務）和心理學期刊（研究）兩者之間遊盪不定。

　　視實務和學術研究兩者爲分裂的實體，在創造性藝術治療師當中仍十分普遍。實務工作者認爲他們每天所做的事情與「學術研究」是分開的，因爲他們認爲學術研究是「全職」研究者的事。那些碩士班的學生反而成爲我的老師，因爲他們教導我，學術研究和實務工作是不分開且相互依賴的。研究和實務之所以分離的原因，是由於傳統科學要求客觀，認爲實務參與者無法在工作過程中實際看到正在發生的事情。生命中有許多角度可以在特定情況下藉由外在觀察而產生，但是在藝術和治療兩者合而爲一的創造性藝術治療領域中，我們需要新取向的研究法。

　　首批在我督導下，以藝術本位所完成的一篇碩士研究論文中，牽涉到一位女士所創作的一系列女性胴體的繪畫。與其記錄別的女人所告訴她有關於她們的身體形象，或去觀察她們的繪畫，那位學生寧可選擇花上一個學年的時間，藉著描繪大型的人體畫來探索女性胴體。她所完成的學術研究內容包含：在論文中對那些繪畫作品的描述、一場畫展、一篇記錄這一系列繪畫的過程，以及這整個過程如何影響畫家本人的書面報告（*Jenkins, 1988*）。

　　雖然學生的研究啓發了我，但是在那時候我仍然鼓勵論文寫作者，遵從我之前學術研究經驗的過程來執行訪談、觀察、撰寫個案研究、設計問卷、分類和統計數據、記錄並歸納出模式和傾向，以及對未來研究提出建議。身爲畫家，我似乎被這位學生的藝術本位研究所激勵，但我那時還未能瞭解她這個具革新性的研究計畫，對整個創造性藝術治療研究，有著寬廣的牽連。我享受與她共同進行這個研究計畫，並且注意到她是多麼熱忱地投注在每一個發展論文的階段。當其他學生還對自己不

知如何開始著手進行他們的論文，而感到挫折時，她已經從在待了好幾個小時的工作室裡，手上沾滿顏料的走出來。因爲她，我開始思考我在工作室中所經驗的創造性過程，與我的心理學研究報告是如何的被隔離。我在當時未能覺察出，我對藝術本位研究的雛型感到些許的不自在，是一種對自己在藝術和心理兩種角色認同上的分離。

我曾問自己，是否個人的藝術性研究是一種自戀狂妄的表現？這樣的研究，對於服務他人和這份專業的助益在哪裡？又如何與心理學連結上呢？當我正在鑽研如何寫出自認爲對創造性藝術治療這個領域，具有學術價值貢獻的文章時，我的那位研究所學生則在畫室中從事繪畫創作、將文字和圖像相結合、肢體活動、即興歌唱、擊鼓和表演藝術，她的方法反而更能接近那種具創造性的現象。我同時也注意到，在研究所課程中，最具天賦和對藝術最忠誠的學生開始與她一起工作，她影響和激發了其他人的論文計畫。由於這位學生，我開始質疑自己一直以來在創造性藝術治療所使用的研究法。

當我繼續思考這位學生的論文研究過程時，我逐漸明白，是她在我的藝術治療工作室裡全心全意的投注，眞正影響和教導了她如何從事這樣的研究工作。我是她的老師和主要的影響者，但她自己則將我所教導的東西全然的創新運用。在那時，我並不認爲藝術創作和對自己的創作所作的個人反省，可以是學術研究的基礎。傳統的心理學論文研究方法，是要求對其他人運用藝術媒材所作的創作提出想法。碩士或博士論文寫作的過程，應該是一種在學術上演繹的練習，提出研究草案，並符合主流心理學研究標準，且能呈現在專業期刊上的研究設計。在創造性藝術治療的傳統制度上，我們沒有習慣去刺激和發掘新的研究調查方法。由於藝術本身，一直是在以分析過程和創作成品爲主的心理學研究方法中，被視爲是未加工的材料，因此以藝術探究爲基礎的研究方法，必然顛覆了整個固有的研究規範。

　　這篇論文把重點放在女性胴體的繪畫上，由於展出這些繪畫作品是論文中一個很重要的部分，而且展覽的大型作品很無畏大膽，它對我和整個大學社區有不小的震撼。那些作品令人難忘，它們所傳達出來的能量，重大地影響了我對學術研究目的和方法模式的想法。那位研究生稱自己所使用的研究法為，在藝術家和所創作之繪畫之間有直接牽連的「經驗主義」。這篇論文的幾個主要目標，包括了：深入去瞭解藝術家和藝術作品、藝術家和創作空間，以及畫像和創作空間之間的關係，並且探討介於不同藝術家、不同畫像，以及藝術和藝術家治療師之間的關聯性。這篇論文引用了學者Paracelsus於1526年所提出的看法，研究的目的在於「對事物本身有最深層的認知」（同上，*p.2*）。這篇論文報告聲稱，藝術工作室是處理經驗事物的研究實驗室，它改變了我對研究調查過程所採取的方法。我很高興在當時，學生們將我教給他們的東西，轉換成為更高階的形式回饋給我。

　　這種藝術本位的研究理論，早在此前一年的另一位研究生已對我提出，她想利用一年的時間，去創作一件有關她與母親之間親子關係的大型繪畫來當作論文主題的想法，我當時被這個想法所激勵，並且感覺這樣的論文研究，比自我沉浸的日記撰寫，更能深入表達母女關係。從我指導這些研究生寫論文的經驗中，讓我變得對這種傾向自我省思的學術研究，更謹慎小心。我無意暗指內省式的研究調查是一種自我放縱。有許多對心理治療經驗最深刻的理解和創造性過程的浮現，往往是自我分析的結果。然而，這種研究方法，有忽視藉由自我探索來找出方法去幫助他人的傾向，並且在某些方面上，無法提升創造性藝術治療領域這樣崇高的目標。

　　這種非常個人的研究專案，對以服務專業和精進從事創造性藝術治療的研究所論文課程來說，產生了一種可能的挑戰。當我在指導學生時，我不斷的問自己：「這種研究計畫如何能對學生本身和其他人，有

實際的幫助呢？」

這個論文計畫既簡單又直接，這位學生會在兩個學期內，專注於完成一幅自己母親的油畫，這件唯一的作品將會經歷一連串的變形。每一個圖畫轉變的不同階段都被照相存證，以作為後來詮釋各個階段圖畫的紀錄。這件繪畫作品被視為是一種持續不斷變形的過程，在完成整件作品之前，因顏料覆蓋而失去圖像的每個階段，是與最後成品同等重要（*Rice, 1987*）。整個論文研究最令人感興趣的是，如何去決定這件繪畫作品什麼時候才算完成。它可以被視為是永無止盡一輩子的事情，但暫時以論文結束那天為完成日，或者視它為畫家本身跟母親終其一生的關係裡其中一個階段的具體呈現。這項論文研究除了在時間上的限制外，也或許有美感上的考量，例如，整件作品的組織結構要在什麼時候才能被稱為完成了。

從治療的角度來看，這份研究證實了C. G. Jung所提出的一種想法的價值，那就是要緊緊地把握住圖像。與其一直轉換不同的練習方式，用繪畫這種媒材來處理一個複雜難懂的主題，可以提供深沉思考的空間。這位藝術家研究生與母親的關係，在繪畫媒材的創作過程中展現出來。藝術家的情感和回憶，藉著繪畫創作而被激發出來，利用塑造圖像的過程，畫家和母親之間的情感也因此隨之改變。畫像的產生與藝術家內心對一位在她生命中扮演十分重要角色的人之間，存在著一種持續性的相互影響作用。當繪畫被呈現時，裡頭包含了許多被新的繪畫構圖所覆蓋「舊有已完成」的圖像。整件完成的作品，就像是一個在描繪某段長期關係的故事裡，許多來來去去的情節片斷的集合。儘管舊有的圖像被覆蓋，但仍然在新的圖像「底下」存在。繪畫作品等於是我們經歷不同人生階段的具體紀錄。

最令我欣賞的是，這篇論文的探究方法完全是以藝術媒材創作為基礎。它證明了藝術家在工作室中所作的研究，與化學家在實驗室裡所作

的研究是一樣的。我們如果要讓藝術成為心理研究的主要模式，最主要的關鍵在於，確保藝術研究要關注在對藝術媒材的實驗上，就像化學家的工作是在研究自然物質一樣。我一直引述這項研究方案為藝術本位研究的一種模式。這件繪畫作品，成為連接藝術表達和心理思考兩者之間顯而易見的焦點。那些將具實驗性質的資料傳達出來的照片，在整個研究設計中扮演了關鍵的角色，因為研究結果必須透過像口語商議一樣重要的視覺證據來呈現。藝術的過程提供了一種清晰的架構和可靠的研究方法。那位研究生所作的研究紀錄，不僅對她個人本身有幫助，對我和在創造性藝術治療課程中的新一代研究生來說，也帶來了莫大的助益。

這篇論文不僅僅是作者個人對母女關係的思考，其關鍵的發現是在於，圖像本身的轉形現象與持續變化的繪畫創作過程，將成為一種永恆不變的心理焦點。當研究者專注於邊作畫、邊深思其表達意涵的這整個過程中，她的思緒陷入了與自己母親之間關係的深處。我認為，這篇論文的主要貢獻在於它的方法論，它揭示了藝術創作的過程，可以成為是一種持續的治療方法。

我的另一個指導研究生論文設計的經驗，更進一步地激發了我對創造性藝術治療該研究些什麼的思考。在我與這位學生合作之前，我已經比較清楚的明白，把自己所直接參與的第一手藝術探索，視為是作研究的方法之一，在創造性藝術治療中是很重要的。這篇論文設計是要用繪畫的方式，來追蹤一位少女在變化無常的日常生活和想像中，謎樣般的思路歷程。那些圖畫繪製得很漂亮，無需文字，這本畫冊就能講述故事，因此我們將它當作原型故事書來進行探討。由於此學生要憑這篇論文去申請碩士學位，所以我堅持要她寫一個章節來說明自己對這篇視覺論文之創作過程的想法。

我的理由是：「你需要提供一些心理學方面的詮釋，以區別出你的論文與其他藝術碩士的論文是不同的。由於你要爭取的是創造性藝術治

療的學位，你必須展示你對這門學科知識的專精。」

我樂於看到這篇論文是以藝術探究爲其要素，但同時也應該要在心理學方面有深入的探討。這位學生與我在合作上關係密切，我們也相互尊重，她客氣地聽著我的話，但顯得對我的建議並不熱衷。我覺察到，她認爲從心理學的角度去描述說明，無法反映出她的研究宗旨，因此，我的要求是不合理的。她爲這個研究傾注了許多的精力和時間，不打算去損害其成果的完整性和精華，儘管我必須維護論文評審的標準，我最終還是站在她的立場上去考量，決定讓她自己尋找出能兼顧雙方要求的解決辦法。

她對創造性過程多方面的研究是我個人未曾經歷過的，雖然我是她的老師，也是她學習環境的管理者，但她已能清晰地洞察到創造性藝術治療過程的深處，然而，這對我來說，卻還是一個全新的課題。

一星期後，這位學生回來向我講述，爲什麼她不能用傳統的心理學觀點來「解釋」或思考論文中的故事。她認爲，外加的說明是不能真正反映出在這個主題研究中所發生的事實。我對此不置可否，只是建議她再花點時間去重視這個問題，相信最終總會找到解決的辦法。

當我們再次見面時，這個學生表示，她可以試著爲故事中的少女主角代言，讓這位少女從她自己的觀點出發，來講述關於這篇論文的一切。故事主角本身的意見，能使這位學生用一種與那些圖畫的情緒表達相符合，並更深入且富於想像力的方式來對自身的經驗進行深思。少女的陳述同時讓這位論文作者，真正地深入到研究過程的內部，並深刻體會到，從外部來進行分析是得不到結果的。這個學生透過創造性的語言運用，以另一種具藝術性的陳述方式來講解那本視覺畫冊，她藉著藝術來解釋另一種藝術！身爲這篇論文的讀者，我很留意觀察這樣的詮釋故事方式，是如何把研究成果說明得更動人、更易讓人理解。這位學生發明了一種新的方法，把研究計畫中相互關聯的藝術表達和心理表現結合

在一起。在研究計畫的每個階段，她從頭到尾扮演著一個研究心理現象的藝術家角色（*Shapiro, 1989*）。

藉由這項論文專案，我認識到，圖像及藝術創作的過程，永遠要比沉思的理智早一步，如果我們繼續沿用標準的行為科學方法，在做任何事之前先定好計畫再去做的話，那將會削弱我們在藝術治療領域上，去發掘一些獨特、新穎，且有用的研究方法的能力。我這位學生的創新實驗，已經超過了我對創造性藝術治療研究的認知水準，而藝術的創作過程，則更超越了我倆在概念上的框架。

當我與這位學生一起工作時，我專注於讓她的研究更具完整性，並且試著想出方法來實現這項專案的全部潛能。在本篇論文完成後，我開始瞭解她的研究作品，是如何為創造性藝術治療的實踐指引出新的方法。這篇論文計畫，進一步地證實了我們曾經是如何的用分析性和說明性的方法，來理解或詮釋那些具創造性的想像，然而，這種解析方法，並不能持續且進一步的將作品的內涵充分表達出來。

我開始重新思考該如何回應那些我在從事治療時，所產生的藝術作品。我能找到更具想像力、更具藝術性，且更深入的方法來處理我自己創作的圖像嗎？如果我以更多的想像力和詩意去看待自己的繪畫，我能否探究出那些無法用理智去解釋的真正本質呢？我想起了 C. G. Jung 曾經形容過的一種情況，當我們試著去解釋一幅圖畫時，反而會抓不住重點。創造性表達的生命力，是需要那種能去欣賞並保持其神祕感的相應意念來培養。

在我對促進創造性藝術治療研究進行改革的努力中，我發現這其中最大的障礙，就是我們目前對「研究」的陳腐定義。在《藝術的深層心理學》（*Depth Psychology of Art*）（1989）和《藝術即是醫療》（*Art as Medicine*）（1992）這兩本書中，我運用了自己的藝術表達，作為一種理解治療和藝術過程的方法。讓我寫出這些書的靈感，主要來自於

研究生們的作品。當它們出版時，我曾害怕遭受到那些對研究持有保守態度的同行們的嘲笑，由於在當時，創造性藝術治療領域的研究人員，大多將注意力集中在分析他人的作品上，因爲治療學上的「保持距離」和「客觀評價」在過去是研究守則中最基本的兩項原則。

令我驚訝的是，截至目前爲止，還沒有任何出版物，對那些研究個人表達的藝術家研究員進行批評。相反的，有許多人反而開始運用此方法，並且更加深入去擴展。Rosalie Politsky的出版論著〈洞悉我們的個人符號：發現我們的導向神話〉（Penetrating our personal symbols: Discovering our guiding myths）（1995a），象徵著自我的藝術探索形式，已經得到國際創造性藝術治療刊物的承認。Pat Allen的《彩繪心靈》（Art Is a Way of Knowing）（1995a）一書，更把藝術的自我探索，帶領到一個全新的深度。Allen的書引起了熱情的迴響，這更加說明了在創造性藝術治療這門專業裡，很缺乏這種類型的研究方法。Bruce Moon已經成爲在創造性藝術治療中，對藝術本位研究最堅強也最具說服力的提倡者、訓練者和實踐者。他把自我的藝術表達包含到自己的書裡頭來描述：他如何在與病人合作的過程中受到影響；他如何親自去實踐自己所宣導的理念；以及每一位與創造性藝術治療這門學科相關的實務工作者，如何能試著詢問自己：「我爲什麼要從事藝術創作？」（Moon, 1994）

我們可以將創造性藝術治療具有效力的證明，拓展到去使用這種療法來治療自己和我們的病人。在早期創造性藝術治療的實踐中，感覺上，大多數的臨床實務工作者在尋求個人的治療師時，都以口頭治療師爲主，然而，這種模式在現在有了戲劇性的轉變，這是因爲創造性藝術治療，已逐漸被視爲一種主要的療法，而不是附屬的療法。在未來，也許某一個以量化爲主的研究方案，能試著去統計調查出這些藝術治療師，將會爲自己選擇哪一種治療方式。

Robert Landy的《雙重生命》（*Double Life*）概念，將個人成長與創造性藝術治療的理論和實踐結合在一起（*Landy, 1996*）。有經驗的創造性藝術治療教育者，會意識到研究所教育中最重要的成果，是如何將這三種要素整合在一起。就我個人的經驗來說，我認為治療師的個性，以及如何憑自己的經驗去診察病人經歷的能力，是他未來成功的主要指標。因此我們可以去歸納出一個結論，把藝術本位研究這個課程，囊括在研究生的培訓課程裡，是有很多好處的。除了可以讓學生們直接地瞭解創造性經驗的治療特性外，藝術本位研究還能讓這些未來的治療師們，去熟悉那些通常都會伴隨著藝術表達一起出現的阻礙、掙扎，和痛苦的感覺，研究生們還可以為個人終生的探索和學習創造過程打下基礎。

藝術本位研究不僅僅只局限在研究所教育這個階段，我還可以看到它成為貫穿一個人整個生涯中，不斷深入和更新臨床實務工作的巨大潛力。我們能透過去探究那些支援創造性藝術治療領域中，廣泛需求的新研究方法，來把學術研究、個人的藝術表達，和治療實踐相互結合起來。

在經過心理健康領域中，占有統治地位的主流學派嚴厲批評的洗禮後，創造性藝術治療界可以去提升更有用且更創新的研究法。我們似乎已經錯過了後現代主義時期，所帶來的知識擴張，以及對正統的顛覆。我們的學科不但繼續去支持最保守的研究原則，而且還延用那些不把藝術作為研究探索的中心模式。這種對行為科學研究方法的依賴心態，早在發展初期就滲透到創造性藝術治療裡，並且延續著這種附屬的自卑情結。當我們開始把自己視為是一種主流性治療的執業者時，我們要以更開放的態度，來對待那些把藝術當作是主要學術探究模式的研究計畫。

我知道很多治療師和研究生都想加入藝術本位研究的行列。他們之所以進入這個專業領域，並選擇用藝術來服務人群，是因為自己有著

運用藝術創作過程來探索的經驗。兩位來自新墨西哥的研究生，最近就一項藝術治療方案來訪問我。我問他們為什麼要加入藝術治療行列，他們說：「我們來自一個藝術曾經治癒我們生命的地方，我們相信這種方法，同樣可以治癒其他人。」其中的一位婦女接著說：「我知道是藝術救了我，因此我對藝術治療深信不疑。」

　　毫無疑問的，我們可以受益於藉由科學的研究，來驗證是否大部分的研究生是因為自己曾有過與藝術相關的經驗，而選擇創造性藝術治療這個領域，我想這將是一個有趣的研究項目，也許將來有一天我會自己去進行這項研究。當我與這些研究生談到這樣的計畫時，他們對我涉足在這個領域中超過三十年後，所產生的這個感想，抱持著肯定的態度。他們想更加利用自身的經驗和創作過程，作為理解和研究創造性藝術治療的方法。既然他們熱中於學習實踐的方法和其微妙之處，為什麼不就讓他們從不同執行研究的方法裡，去進行選擇呢？目前大多數的研究所課程，要求要從事行為科學研究的計畫，因而把藝術本位的研究方法，視為是超出了有效的研究範圍外，而將其忽略。

　　如果研究所課程，允許學生自由選擇研究方法和目標，一項研究就可能真正成為用來執行蒐集資料和詮釋結果的計畫。由於我們所作的每件事，都可以具潛能的成為某一項研究的資料源頭，我們應該考慮將自己在藝術方面的經驗涵括在內，因為這正是我們這門專業的中心要素。

從合理性判斷
到創造性探究

　　在創造性藝術治療領域中，我們還未能開始認真地問自己，為什麼要作研究。傳統保守的研究法十分堅持我們必須要用「公認」的尺度，來證明藝術治療的功效，並且強調我們必須將這些研究法，納入藝術治療的訓練課程中。這樣的主張，在整個教師生涯裡，對我造成了很大的阻礙，因為我很難去對已在藝術治療專業領域中成為主流的研究規範提出質疑。

　　我一直都主張我們不必刻意去迎合別人的評價和標準。對這些外在標準的需求，其實暴露了我們在藝術探索上缺乏自信，並且在整個學術研究社群中，自願屈居配角地位的自卑心態，而這樣的老二情結，會更加突顯出心理健康領域裡相互比較的姿態。如果我們要進一步增強本身的專業實踐和對此專業的創造力，我們就一定要開始運用那些能建構出我們共同本質的語言、思考方式，和具創造力的蛻變模式。

　　在科學界和哲學界存在著一個永恆的問題：可知、可表達與不可知、不可表達之間的對立抗衡。我相信兩者之間的這種差距，正是創造

性精神的最基本動力，所以我覺得，沒有必要去縮小或消除這種差異，因為創造性藝術治療所注重的，也正是這兩方面的經驗，而這樣的特性，使得我們與那些以完全可預知的成果為基礎的學說，清楚地區隔開來。身為一位藝術治療師，我認同科學和其研究方法的價值，但這些方法從來未能完整地概括我所從事的全部。科學能透徹地解析某些事實的許多層面，但也總有一些是無法完全解釋清楚的，把研究與科學獨斷地等同起來，這種傾向已經造成了一種極度的不平衡。用片面的科學至上主義去對待創造性的過程，就像企圖只用一張翅膀去飛一樣，同樣是對科學觀點的漠視。

合理性判斷，是那些致力於提出改變和介紹新做事方法的研究行為中必要的元素。這種研究方法，總是被用來架構尚待實驗的行為或蒐集證據，其目的是要去影響人們能具備能力去接受新的，或可變通之做事方法的思考模式。舉個例子來說，我們之所以針對現有的醫療技術，而發展出某種新藥，或運用新的方法去製造出某種建築材料，這是因為研究顯示，新產品會比現有的產品更堅硬、更耐用。

最近，在我居住的城市中舉辦了一場保護委員會的聽證會，這個聽證會的過程，充分印證了合理性判斷的研究價值。我的一群鄰居，參加了在市政廳所舉行的會議，他們反對市政府在我們村莊的一塊濕地上建房子，這座村莊是新英格蘭殖民地最早的居住區之一，鄰居們從歷史、美學，以及生態學的觀點來論證保護這塊濕地的重要性，因為當地的生活用水，全靠這塊濕地來進行自然過濾，然後才流向附近的一個小海灣。居民們出示的歷史照片證明了，儘管這座村莊的居住環境已經很擁擠，在過去的二百年來，從沒有在這塊濕地上建過房子。居民們懇求保護委員會，去考慮濕地裡的動物和植物，以及小海灣裡貝殼魚的命運，因為隨著未經過濾的生活污水的不斷排放，它們會受到很大的傷害。我的鄰居認為這個城市開發計畫，是建築商意圖不擇手段地從不斷增加的

房產價值中獲利。保護委員會以前曾進行過實地考察，結論也很明顯，這個區域是這個村莊裡最潮濕的地方。然而，開發商的代表是一名工程師，他提出了專業的設計圖及學術資料作依據。

在會議過程中，當我們留意地查看過之前的聽證會紀錄摘要後，我們可以很清楚地發現，委員會的行為已經受到那些學術及工程資料的片面引導。坐在我後面的一位朋友，正等著在委員會面前，就另一個問題提出發言。他靠過來對我說：「你如果想要影響到那幫人，你必須準備一篇專業的工程論文，和有關水質樣本在實驗室裡的檢驗結果才行。你要知道，他們都是工程師。」

很明顯的，我們如果要去說服這些獨特的工程師委員們，我們就不得不依據那些符合他們看待問題的方法、訊息和資料來研究問題，並調整我們的立場。因為我們若想要獲得最後的勝利，我們必須要學會如何在一個不同的運動場上，與其他人競賽。

截至目前為止，我相信幾乎所有關於創造性藝術治療研究的想法，都是朝著合理性判斷這個方向走。就如我剛才所舉的例子一樣，創造性藝術治療師們已經接受了一個事實，那就是為了要促進此專業的發展，並影響公眾的態度，他們必須調整自己的工作，以適應那些只肯依照科學證據的結果來看待事實的「外部」決策者。但是，學術研究還有很多其他的目的，這個我會之後再談。如果創造性藝術治療研究僅僅只是為了迎合業外人士的話，我們就會失掉一些很重要的東西。我們必須同時在一種能去理解並增強本身獨有特性的背景中，努力去探究我們工作的本質。我們必須緊緊抓住創造性表達的影像和過程，並且堅信，高度的去欣賞和理解我們所研究的藝術現象，將能把我們的專業帶進一個更先進和更受尊重的世界地位。

當我們拋開只視合理性判斷為獨一無二之研究動機的束縛時，我們會發現，科學的探究方式，會很自然地成為取得更能深刻理解某些現象

和問題的首選方法。當那種因爲強求每個研究機會，只能用單一角度去看這個世界的不合理要求下，所產生的壓力不再存在時，科學和藝術就能夠回復到歷史上曾經一直存在的自由狀態，彼此自在且和諧地相互作用。

Pat Allen曾經在1992年出版的文章裡，恰當地指出在創造性藝術治療領域中所出現的「臨床化症候群」（clinification syndrome），這種病症主要歸因於，我們在面對那些心理健康專業中更具學術主流優勢的同行時，所產生的自卑情結。這種爲了迎合主流而調整自己，以適合某些外在標準的心態，將會埋沒本學科的基本藝術天性。Allen建議我們應該把「駐院藝術家」（artist-in-residence）模式，當作是另一種行爲科學的臨床醫師原型，來進行創造性藝術治療的實踐。駐院藝術家並不是像那些我們在一般學校或學院中所經驗到的那種，只是進進出出作短暫的拜訪而已，具治療性的駐院藝術家要做的是，在工作室內營造一種持續可信賴的藝術環境，用其獨特的藝術藥方和藝術精神對人們進行治療。Allen還對傳統精神治療及臨床心理模式，成爲探討藝術之恆久治療特性的這種取向，感到質疑。如果我們把注意力從臨床模式，轉移到工作室的這種藝術醫療取向，我們將會發現一個完全不同的研究假設，以及治療實踐的世界。

Paolo Knill（與Helen Barba 和 Margot Fuchs於1995年合作）的著作提醒了我們，每個研究活動總是要根據某一特定的現實形象來執行。我們是在藝術的視野內進行研究的嗎？或者我們只是依據外在的眼光？我們是要藉由藝術來探索自然和自己的信念來建構現實呢？還是我們得透過別人的問題、懷疑，和對證據的要求來評估自己的專業工作呢？

我剛剛看過一篇文章，它對在工作室中藉由藝術來從事治療的方法進行批評，因爲此篇文章的作者認爲，這種方法在以往的「研究」中無據可查。文章作者大致的觀點是，某件事情的發生，若是超出了她以

往的工作和看待事情的規範之外，那麼這件事只能在此規範內，照其研究標準來辯證。這是一種陳舊的修辭學把戲，相當於你要求用自己所建構的事實框架，去驗證敵手的觀點，然後先入為主的否定了他人的看法一樣。如果「局外人」抱怨這種強迫他人去接受外部基準，會扭曲了真實的情況，她就會利用當代對科學原理的迷信，以另一種更複雜的修辭學把戲──反證法，把抱怨比作荒謬，因為畢竟有誰能夠質疑「科學證據」的絕對準確性呢？

我最近很感興趣地閱讀了一些科學性的研究文章，他們指出，提早接觸音樂教育可增進孩子的心智能力。公眾對這種研究的一般反應，充分說明了我們的文明社會（如我家鄉的保護委員會）是如何近乎專斷地僅從自然科學的角度來看待事實的真相。當鄉村的公立學校紛紛把藝術課程從重點學科中剔除，只留下其他一些被認為更必要的學科時，大家只是靜靜地袖手旁觀。幸好科學研究現在已經覺醒了，並證明了上述研究所指出的明顯事實。我們對自然科學看似客觀標準的依賴，反映出一種深層的不安意識，也反映了人們天生對人類經驗價值缺乏堅定的立場。那些迫切需求科學證據的人很明顯是對個人和文明社會的需要，缺乏一種發自內心深處的信念。在社會和教育方面的政策上，過分依賴科學證據，會產生最保守且最不具風險的教育和治療模式。德國的巴洛克音樂和非洲傳統的打擊樂，都是依據人們深層的創造本能所構思出來的，這種本能不僅能促進音樂創造者個人的才智，而且還促進了各別地區的社會文明，然後進而提升全世界的音樂才能。我們難道需要用科學研究來驗證這些結論嗎？

設想一下，如果二十世紀的創造性藝術治療先驅們，也認為自己對整體世界的需求產生的感知必須經過現有科學的確認，並且只能以這種確認為基礎來進行實踐，那將會導致什麼樣的結果呢？我記得在七〇年代早期，當我開始去設計創造性藝術治療的研究所課程時，我常被問同

一個問題：「如果目前沒有就業市場，你又怎能培訓學生呢？」這種限制性的問題令人喪氣，因爲這個問題是要求我們要確保當時所作的所有事情，都不能超出既存事物外的範疇。我說：「畢業生可以出去創造就業機會。」將近二十五年後的現在，就如我所展望的那樣，已有數千人進入了這個研究領域，而且每年還持續增加幾百人。

對於有關人類經驗所作的研究，現在已經成爲是一種社會準則和操控的模式。任何事情，無論是我們要做或不做，都必須要有研究資料來支持。雖然這種保守、謹愼的探討，對於具社會性和專業的政策來說，特別是在專案職責和稀有資源管理方面，有它的優點，但強調這些方法的片面好處，只會去破壞和壓制創造性的試驗和發現。

如果我們能夠把研究視野，放寬到超越那些依照科學標準的合理性判斷，那麼這個被擴大的學說領域，將能達到什麼目標呢？我們一直存在著一個預設立場，認爲研究總得成爲某些用來理解和解釋的方式。根據我在創造性藝術治療方面的經驗，我認爲研究應該要顧慮到其他互補性的目標，例如去體驗、激發，和共同建立出一種信念的需要。在《培育火燄》（*Tending the Fire*）這本書裡，Ellen Levine提出了一種詩歌式的研究活動基礎，她描述了她是多麼希望自己的藝術探索也可以「激勵」他人去從事創作。身爲一位研究者，Ellen Levine的目標是，要讓她的聲音「成爲我們的領域中，一把共同燃燒且永不熄滅的激情之火」（*1995, p.15*）。

Levine還從猶太人的傳統*tikkun ha'olam*（世界的修復）中得到啓示，並把它當成是自己著作的基本目的。她以一種用來修復遭受痛苦和不幸所損害的個人和全球環境的崇高精神爲目標，來從事創造性藝術治療，並且研究此治療法的最終目的。這種修復作用，全憑詩歌般地去尋求創造性蛻變的熱情之火來完成，而這樣的魔力始終以不確定性，以及去認定創造過程可以帶領我們擺脫困境的信念爲特點。

Ellen Levine的作品說明了學術研究活動可以用來激勵和鼓舞人們，增強自己的信念及創造力來實地去執行。她以自己為例，親身地向讀者說明了她個人的創造性表達過程，並且同時刺激她的讀者，以身作則地去將這些經驗與其他人分享。這個目標與我在創造過程裡頭的經驗相呼應，我在藝術創作過程的創造力和信仰，也是經由別人的創造性表達而促成的。藝術影像和他人的創造歷程，對我來說是一種具挑戰性的啟發。Levine「修復世界」的理想目標，刺激了我的精神敏感度，同時也喚起我對其他人的同情，並且產生想去改善人們痛楚的責任感。根據自己的經驗和歷史見證，我很瞭解，藝術是能為達到這些心靈目標作出貢獻的。而這樣的立場需要科學證明嗎？或者我們應該把對研究的探討，當作是一種對目前具有成效的紀錄，並使用它來追蹤這些貫穿歷史，和遍及世界上所有不同文化的永恆議題，會更好些呢？

我在之前提到過，我曾經與研究生一起進行藝術本位研究，這項研究可以用來說明，藝術探索的過程能夠促進我們專業實踐的效力。在以往的經驗中，我總是把研究視為是一種利用治療方法來與藝術媒材進行實驗的途徑。我嘗試出新的做事方法，和探究出媒材與媒材之間的關係，並且將我自己個人在工作室的經驗或臨床實務工作與他人分享，當成是一種持續性的研究過程。研究和實踐是不可分割的，我總是努力地更深入去瞭解自己正在做的事情，以及去發現一些更具創意、更可行的藝術創作方法，並且把我所做的事與歷史上具連貫性的議題，相互聯繫起來。我對永恆議題的尊重，驅使我去進行研究，同時也把圖書館與工作室、歷史，和直接的臨床實務工作結合在一起，這種對更開闊的理念和實踐的承諾，讓我更有責任感的去對抗那些在創造性藝術治療領域中，只採納行為科學研究方法的獨斷觀點。我所研究的現象，不能只局限在那些將創造性、批判性思想約束起來的實驗裡。

「想去瞭解」的慾望，永遠是所有研究傳統的驅動力，而這也包

括了利用藝術作爲主要探索模式的研究。Pat Allen所著的《彩繪心靈》
（*Art Is a Way of Knowing*），把認識論的涵蓋範圍，清楚地擴展到藝
術的認知方法上。藝術的認知與理性的認知不同，這種區別是以藝術
認知的創造性價值、治療力量，和長遠的研究深義爲基石。在Allen的
著作前言裡，M.C. Richards形容藝術的認知是憑直覺的、神祕的，和
可更新的，它就像是「一條賦予我們生命和活力的神祕河流」（*1995,
p.vii*）。Allen的個人經驗陳述，保留了藝術表達和探索的傳統，並且
證明了知識是如何透過不間斷的藝術探索過程來獲得。當Allen記錄她
個人的經驗時，她同時也藉著個人的經驗來識別出具普遍性的主題和原
則。我們可以用個人的經驗，來爲其他所有人的共同經驗打開一扇大
門，而藝術認知的引導原則是一種去體認藝術探索的過程，會帶領我們
進一步深入理解和獲得知識的信仰。

　　創造性藝術治療裡，我們都「想知道」創作過程是如何影響人們。
我們也都需要深入去理解到底在不同的治療環境中，哪些方法是有效用
的。我最近在讀一篇博士論文，這篇論文應用了藝術本位研究，它是以
一種信念爲指標，允許各種現象對自身進行解釋。這篇論文主要在探討
表達性藝術治療中面具儀式的運用，作者介紹了一個簡單且直接的目
標，以作爲她藝術探究的基礎，而這個目標就是要去「決定面具儀式是
如何起作用的」，但不去測量其效度（*Paquet, 1997, p.132*）。這位博
士研究生根據自己對面具的經驗和一個實驗團體爲基礎，在心理學及人
類學領域內，與運用面具儀式相關的研究報告進行比較。在讀這篇論文
的過程中，我認識到，研究與專業訓練是不可分離的，兩者都關注在如
何與臨床實務的錯綜複雜性質，建立一種屬於個人的熟悉感。

　　就算是我們達到了最高層次的臨床實踐，我們還是要透過實務研究
來持續不斷地教育自己。Stephen Levine提出，在創造性藝術治療經驗
裡，包含了將舊有模式瓦解，以爲創新鋪路。他陳述：「就是因爲治療

師本身對舊有模式瓦解的畏懼，因此阻礙了他們讓個案去感受解構的經驗。」（1997, p.22）基於這樣的觀察，我們可以把創造性藝術治療研究的重點，放在讓治療師們親自去熟悉舊有模式瓦解的蛻變效力，從而使病人可以在沒有多餘的干預下，在創造性的過程中，重新經歷自身的遭遇。我們不斷在創造性的過程中感受到個人的過往經驗，以便瞭解它的價值，並且隨時準備好開放地去幫助別人。

藝術本位研究基本上是要從信任創造性過程的智慧，以及渴望與在過程中所浮現出來的影像建立關係，所發展出來的，而這兩項焦點更是此新研究法的基礎。

隨著創造性藝術治療這個領域的發展與成熟，我們將會專注在更深入且更開放的成果研究上，同時去發現過程是如何起作用的。我們一旦獲得解放，而不再為了適應別人和自己，來辯證本身的臨床實踐時，我們就能更密切且更徹底地去瞭解我們的實務工作。我極力主張，創造性藝術治療師應該要重新回到藝術工作室中，因為它是從事藝術探索和去擴展藝術的天然場所。所有我的創造性藝術治療研究和實驗，證實了我們必須「相信過程」，並允許過程本身去發揮它蛻變的功效。我們知道的愈多，就愈要相信和放開自己，去接受創造性表達所自然附帶的療效。

一門更加確定和可靠的專業，將會更能全面地把注意力集中在那些影像，以及它們所未傳遞出來的表達。與創造性藝術治療的臨床實踐一樣，我們所研究的視覺影像，將會自行保留我們對它的探究。影像的持續存在，會造成研究的變數，因此我們不能只仰賴某特定學科中固有的規範。

根據我去督導學生從事研究的經驗，我已經明白如何運用既定的研究方法來作研究，例如，傳統的行為科學方法論，的確能切實地幫助我們繁殖出一種更協調和更具體的研究成品，並且提供給學生和教師較穩

定的研究經驗，以及一種在研究品質上較具一致性的評估標準。傳統的方法學已預先把一個在尚待研究的領域中所呈現出來的主要問題，加以調查，這些研究方法經常只專注於教授一種特定的科學方法，而非著重在去創造出新知識。不太具有想像力的研究員，可以藉由遵循那些不會要求進一步創造性資源的步驟，就能提出一個可被接受的研究方案。身為一個老師，同時也是一位學術研究的督導，我深知以這種標準的方式來處理研究過程的好處，但是當我讀完這些完整的研究報告後，它們似乎看起來都一模一樣，而較無法區分出尚待調查之經驗中的細微區別。

藝術本位研究的確通常會在最終的研究成品上，造成更加含糊、更多風險，和更不均衡的結果。但研究成果似乎趨向於更具創意、較不平凡，且更有利於去促進臨床實務的精煉。此外，最後的研究報告，顯然也較具個性化的表達，而且在不同研究報告之間，也更能呈現出彼此的差異性。但最重要的是，藝術本位研究，完全與正在研究的過程所產生的益處和難處保持一致，也正是由於這個原因，我們應該在創造性藝術治療專業裡，對此研究法多加重視。

與想像科學的連結

當創造性藝術治療裡，有愈來愈多的人去參與研究活動時，我們自然就會問到：「探究的目的是什麼？」

研究的目的，是為了依照醫學和行為科學的準則來證明創造性藝術療法是正當有效的嗎？還是我們要努力透過創造性的實驗來促進專業的臨床實踐呢？這兩項目標最終將會相互融合，不必刻意去用非此即彼的二分法來對待它們。藝術本位研究，對於促進創造性藝術治療在專業實踐上的精煉來說，是不可或缺的。

在所有可能領域中的學術研究，最後都是要為某一門專業學科的最大興趣提供服務，並且促進不同研究團體之間的不斷溝通，以創造出新的合作優勢。

我和其他人在進行個人藝術表達的研究時，都會很謹慎的去避免造成自我放縱的形象，進而打擊到藝術本位研究所提出之轉移規範的中心精神。行為科學的傳統是強調客觀真實，然而這對任何與個人心智和創造性過程相關的研究來說，卻是一個虛幻的目標。如果一門學科中的所

有事物都是相互作用的，那麼任何事物都不能只當成一個單獨的個體來研究，而這樣的想法對此學科中的研究，意味著什麼呢？我們是要以務實開放的態度，去對待所有能促進我們達成目標的方法呢？還是去建立一種對特定研究規則的效忠態度？

當我開始與畢業生們一起致力於藝術本位的研究時，批評家對我們所作的一切都不以爲然，認爲「這不是研究」。

我們若只是依照規範標準來進行判斷的話，我們很容易就會去否定一種新的探究方式，但現有的規範標準，其實取決於不同的研究目的和方法，某些人認爲是正確或是有價值的東西，另一些人則不一定認同。每一種參考文獻架構，都有它自己判斷眞理的標準。在傳統的科學性學科裡，總會存在一種與科學的原理相互緊密的夥伴關係，而此原理對所有研究方法的適當性，都會提出嚴厲的質疑。但在創造性藝術治療中，我們並沒有充分地去提出那些最基本的認識論問題，其中包括：學術探究的語言和被研究的現象所要表達出來的訊息相符合嗎？如果研究的對象是藝術品，我們是否就應該運用藝術的語言來進行探究呢？我們能夠透過一些與藝術品或創造性過程本質不能相互呼應的語言和基本概念，來研究它們嗎？

那些堅稱創造性藝術治療研究要符合科學標準的人，也必須承認，即使是自然科學也未必能完全確定某種指導研究的學科觀點是合理的。Rudolf Carnap是二十世紀科學哲理的主要人物，他指出：「如果一個人想用自己的語言來討論一種新的實體，那麼他就要引入一種遵循新規則的全新表達系統，我們把這樣的過程稱作是，要建構尙待探索之新實體的框架。」（1950, p.21）

如果我們一定要用行爲科學的方法來進行創造性藝術治療研究，那不就等於是去宣告，新的行爲方式必須按照舊有審視經驗的方法來研究，可見我們的概念性框架，實際上還未能去適應我們正在做的事

情。法國哲學家Jacques Derrida以解構支配學說聞名，他說：「當你發現了一樣新的東西，一個至今還沒有被學術媒體或學術領域所識別，或承認其合法性的東西，那麼你就得要發明一種新的研究方法來深究它。」（1994, p.3）創造性藝術治療正是這樣的一種新現象，它最能說明Derrida對引導出研究新方法的呼喚，這些新方法可以促進我們對自己學科的瞭解。

對當今主流研究標準的評估分析，是幫助我們設計出方法來理解新現象的主要部分，然而，創造性藝術治療專業協會和執照團體，卻趨向於把研究所教育計畫中有關研究的課程，設定在只能去包含行為科學的模式，這種片面性，會限制了那些不具典型特質的創新研究。另外，我們對於研究所課程中到底最終的研究目的為何，也是顯得相當不明確。

目前在創造性藝術治療教育裡，對各種研究取向設有一個不成文的目標，那就是要確保每位研究生，都要對行為科學的研究方法有所瞭解。支持這項要求的基本原因是，專業治療師必須能夠讀懂，並且能去應用各種研究成果於臨床實務工作中。由於在心理學和其相關的學科裡，這些研究方法是如此地根深蒂固，因此它們通常都會被其他的學科照抄沿用，而無法對它們的最終價值進行深入的評估分析。

身為研究者，我努力用一種平易的方式去介紹我的工作成果，儘量避免使用學術用語和專業行話，以免將外行的讀者限制在外。我也許會運用專業且高級的技能來從事研究，但我會努力把研究結果和內容用一般讀者能理解的文字來陳述，而不是把溝通的責任完全推卸給讀者，從這個角度來看，我們若是去質疑研究報告的「可讀性」，就會顯得比較合理。所以，很明顯的，我們為了要確保每一位專業人員，都能讀懂並應用別人的研究成果，因而必須使用高度技術性的研究術語和方法來訓練學生，這樣的假設立場是不太能成立的。

目前流行的對創造性藝術治療研究的態度，無疑的是要去彌補一個

事實，那就是我們可能認為，提倡和實踐這種治療方法，是極其違背慣常的心理健康領域準則。在專業人員成長的早期階段，他們還離不開心理學和精神健康的標準規範，但到了創造性藝術治療的成形階段，這些專業人員則致力於去形成一種合夥的關係，以更能接受較具影響力的同行們，對他們的研究成效所作的評估。近年來，創造性藝術治療已經在心理健康社群中變得更加重要了，隨著情況的轉變，我們很有必要去重新審視研究的目的是什麼。我並不是想要去斷絕和其他與心理健康相關的學科之間豐富的連結關係，只是我更相信，在創造性藝術治療裡，一種更具創新性並以藝術為本位的研究方法，將會提高我們在更廣大的研究社群中的價值和可信度。

衡量治療是否實用有效的標準，是決定創造性藝術治療目標為何的最佳辦法。Carnap引經據典地說：「讓我們允許所有在任何特殊研究領域工作的人，自由地運用所有對他們有用的表達形式，如此一來，那些在這種領域的研究工作中較不切實際的形式，遲早會被淘汰掉。」（同上，p.4）當我們把重點轉移到實用效益上時，我們的研究實踐將會更加自由和開放。

目前在研究領域中普遍存在的短視現象，主要歸因於專業人員和學術界，已經歷經了在研究活動和課程上的急劇膨脹，但我們卻沒有相對地去進行較有效的評估。研究指引趨向於去沿用比較固定的程式性教導準則，然而，在治療實踐上，這種指引卻與它本身計畫的創造性目的相互矛盾。研究裡所建議的目標，通常是要透過被認可的探究方法來獲得，並且被那些不必負責去製造出創新研究成果的教育方案和執照決策者所強調。這套體系，持續地以近乎與世隔絕的方式在自我運作，因為它不需要按照其他較公平的標準來評定自己的有效性。

整個科學的歷史，展現了一種與研究指引極為不同的方法。先進的科學總是更加強調發現和創新，而不是將重點放在某一套特殊研究

方法的標準化指引上。在《科學探究的藝術》（*The Art of Scientific Investigation*）這本書中，W. I. B. Beveridge 形容，「研究是一種非常複雜和微妙的活動之一，通常連執行它的研究人員，在許多方面也不能對它進行系統性的闡述。這也許就是為什麼大多數科學家會認為，我們不可能在如何進行研究的問題上，給予任何正式指引的原因。」（*1950, p.x*）成功的科學家通常是一位開放的人，他有豐富的想像力和廣泛的興趣，並且有能力在理想和實際之間，建立一種新的創造性關係，以挑戰當代的學說。鑑於如此，就像Beveridge所說的：「長期沉浸於狹窄領域的研究將會導向遲鈍。」（同上，*p.7*）

如果創造性藝術治療界，要發揮出它能改變治療法和從事實務研究的潛力，我們必須要有自信，並且具備屬於自己獨特的探究模式，如此，才能為人類的認知行為作出重要貢獻。這門專業領域，需要把自己看作是一種主流的研究調查模式，而非只是一個傳統心理分析的資料庫。

發明新的創造性藝術治療研究類型，可以加強日後臨床實踐的效果。透過利用藝術媒材來進行各種實驗活動，我們將能夠更加深入地去瞭解，如何在治療中去應用這些研究。我們可以經常去使用不同的藝術創作方法來作試驗，以加深我們對創造性過程的理解；我們也能去檢視各式各樣與我們的藝術表達相關的方法，以更進一步去欣賞它們是如何影響我們的。另外，我們主要關注的焦點是放在創造性的行為如何會影響人們，然後去進行持續性的探查。我們可以直接利用具表達性的媒材來工作，這是為了要研究出它們對我們的影響，同時也提高我們身為藝術治療師的技能。作為研究過程的參與者，我們個人的反應、感想和判斷都是學術研究的基本要素。

實驗行為中，藝術家研究者的親身參與，是將藝術本位研究與物理科學中的控制組實驗類型區別出來的要素。在創造性藝術治療的研究

裡，研究者個人的親身投入，是臨床實踐的直接擴展，但是在化學和其他物理科學裡頭，並沒有包含人與人之間的移情和反移情作用，以及其他在實驗過程中所產生的微妙且不斷改變的細微差別。雖然先進的科學確實認同觀察者會影響實驗的過程，可是在創造性藝術治療研究中，個人的參與是必要的，而且應該被加以討論，因為它與其臨床實踐的狀況保持一致。那些力求消弭個人因素和不確定性的實驗設計，與臨床治療和創造性實踐的先決環境相互矛盾。因此，我們對於藝術本位研究的蔑視性注解，認為它太過「個人化」，實際上，反而更清楚地指出，傳統行為科學在臨床治療關係上，欠缺個人化研究的這個必要條件。如果未來的治療師進行研究的目的是要精進他們在臨床上的實踐，那麼我們應該要將研究活動的整體背景，儘量去接近實務工作的狀況和環境。

透過實驗，我嘗試用不同的方法，來對我所創造出的圖像作出反應，以便更能理解它的表現特性。我拿自己的反應來驗證各種媒材和過程，這樣的作法讓我在與他人一起使用這些媒材和過程時，能更有信心和更具見識。什麼對我有用，什麼對我沒有用，我都會去進行測試。

無論我所要進行的探究是如何的系統化，藝術本位的研究，總是能產生僅僅只在某種調查研究之特定過程的唯一條件下，單純地「發生」的結果。實驗中各式各樣的因素，以及研究者們的全程努力，都是最終引導出研究成果的基本要素，因此，整個過程是一個難以用單一系列且有規律的步驟來歸納出的「複合體」。正如研究教育的學者Karen Gallas，在描述她和她的同事，針對一名小孩剛學會如何閱讀，所作的反應時指出：「我們都十分清楚，像閱讀這樣的行為，是多麼的不可思議……我們會對此肅然起敬，但絕對不會料到它是一件非常有系統地去做事情所導致的結果。」（1994, p.3）

創造性藝術治療在本質上就生俱魔力，然而，這種魔力在我們的學術研究傳統中尚未被展現出來。「魔力」是一種煉金術的蛻變，也是創

造性過程的基礎。儘管在臨床實踐中，我們也許可以做到系統化，並且持續不變，但我們的工作仍然充滿著如魔法般，令人出乎意料和不可預知的時刻。這些偶發時刻可以和那些打破自然界規律，並導致有機體發生改變的意外事件相比。同樣地，藝術家們如果要創造新的文化，那麼就要去打破原有的表達模式。

藝術蛻變的驅動力在於它的不確定性和神祕感，而不是其信度和可預知性。然而，那種充斥於心理健康體系內，以及公眾對治療既定的科學至上態度，已經把「魔力」一詞視為是創造性藝術治療裡最大的禁忌。

創造性藝術治療研究的其中一個基本目標，可能就是要使我們生活中的創造性魔力，恢復它原有的地位。我們的研究活動能夠去證明，創造性蛻變並非是僵化的直線條，而是一種不可捉摸的情況。有很多的方法，我們可以用來針對美學學術傳統中的創造「魔力」進行研究，而這些方法正代表著，能去「抓住」某種出奇的經歷、深入的洞察，或者在表達上的轉變等現象的過程。藝術本位研究，為我們提供了一個很好的機會，來充分運用自己的表現能力和認知官能。

由於不可思議的事情也會在科學實驗室裡發生，因此，在創造性藝術治療領域裡，僅僅只用「魔力」原則，將無法能提供充分的理由，去擴展我們在研究方法上的堅持。因為，如果我們想要去理解繪畫，或者是具有節奏性藝術表現的治療價值，我們必須藉由在特定的表達性框架內，來對這些現象進行調查研究才有可能。

Howard Gardner曾結合他自己在藝術、認知心理學和神經心理學方面的知識，去反駁那些仍然在我們的教育體制內，不停滲透的狹隘智慧和觀點。直線式的邏輯思考和措辭式的資訊系統，「在與更高水準的創造力相互較量下，全都敗下陣來」（*Gardner, 1983, p.24*）。Gardner已經在很大的程度上，確認了多元智慧的觀點。他質問說：「像語言這

樣的一種符號系統，其運作是否具備了與其他同類的系統，如音樂、姿勢、數學，或者圖畫等相同的能力和過程，以及是否能從某種媒介中所獲取的資訊轉換爲另外一種形式。」（同上，*p.25*）

　　Gardner的理論，激發出很多用於創造性藝術治療研究的問題。雖然我們不太可能把在繪畫框架上所經驗到和所知道的東西，都轉化爲口頭或口語形式的版本，但事實上，我們對創造性藝術治療研究的傳統態度，就是以這種想法爲基礎的。未來的研究專案，或許能著重於去研究那些可以或無法被翻譯成口頭語言的創造性藝術治療經驗的特質。

　　當使用口頭語言來描述或去驗證，就如Gardner所描述的在另一個「符號系統」領域中所發生的事情時，我們其實正從一個直接的體驗環境，轉移到一個間接的體驗環境裡去。我並不是要反對這些在專業交流中普遍需要的轉譯作用，我只是反對以下的一種假設：我們一定得要利用間接的符號系統，才能「知道」在藝術體驗中到底發生了些什麼。我也並不想去貶低那些本身就是一種藝術表達媒介的文字語言，在這裡我所指的假設是：視覺、動覺或聽覺方面的交流，總是一定要翻譯成口頭語言才可以被理解。如果這種假設成立，那不就等於相對地說：要明白一句話或一首詩的意思，一定得要把它翻譯成圖畫、動作或聲音才行。

　　儘管對於某種特定的藝術媒材或藝術過程的治療特性，最重要且最深刻的理解，是要透過直接的經驗才能體現，但我並不想去鼓勵僅僅只局限在藝術創作的框架內來進行思考。語言、分析思想和科學方法，都帶來很多能爲探究過程作出貢獻的特殊資源，新知識的產生是來自於各個奉獻者們之間相互的影響。然而，我相信，我們能夠改變並擴充目前關於創造性藝術治療研究的觀念，使它能去包括藝術活動的第一手過程。

　　如果藝術是一種用來理解的工具，而且能爲我們的專業實體帶來明確的宗旨，那麼，透過直接和間接的調查研究，來增長我們在這些藝

術資源方面的知識就很合理了。當我們鼓勵用各式各樣的觀點來看待某一特殊現象的作法，能獲得所有應得的尊重時，創造性藝術治療研究，就無需再根據外部權威的眼光和評價，去定義自己並證明自己具有效力了。當我們開始以一種更直接、更廣泛的方法去瞭解我們的學科，我們將會表現出一種新的自信和智慧，並且能去影響其他人。我把創造性藝術治療研究的首要目標，看作是要針對過去的臨床實踐與當前的治療活動，加以擴大和刺激改進，以求達到更完全的瞭解。

　　為了鼓勵創造性藝術治療界，去透過自身獨特體驗生命的方法來檢視自己，我並不提倡那些與其他研究學科斷絕往來的獨立作法。創造性藝術治療透過與其他專業的合作關係，來建立自身體系的方法，其實正好反映了我們在歷史上的一種特殊面貌（*McNiff, 1997*）。

　　當我們加深對創造性藝術治療臨床實踐之複雜性的理解後，我相信我們的研究傳統，將會為想像科學和進階科學間建立起一種更緊密的關係。由於我們的專業與物質、能量、動力學、光學，和其他物理學所研究的各種現象是密不可分的，我們也許可以試著去探索與物理學之間的關聯性，因為此學科比起那種曾經普遍地與藝術治療相關的簡化貼標籤理論，更適合作為我們的合作夥伴。

　　有許多創造性藝術治療師熱中於把自己的工作和自然科學結合在一起，但我對於把創造性藝術治療改造成為一種自然科學不感興趣，相反的，我更感興趣於去建立一種與自然科學的創造性之間的聯繫。我們的工作符合科學原理，但我們的學科本質上是一種藝術。藝術與自然科學是互補的夥伴關係，不能硬是強迫任何一方去改變成為另一方，因為這正是造成當前現代創造性藝術治療研究領域中，充斥著困擾及混亂的根源。

　　隨著我們不斷地探索與自然科學的關係，我期待創造性藝術治療，將能更加理解進階的自然科學思想。量子物理學告訴我們，在某個觀察

的環境中，任何被使用到的元素，都將使正在被觀察的現象產生改變。因此，當我們結合藝術過程和媒材來細思自身的經驗時，有必要去探索各式各樣的創造性方法，在藝術本位的研究上，去體現這種效果。藝術的詮釋是如何改變正在被觀察的現象？從科學的角度出發，我們有可能對任何藝術表達都賦予一種永恆不變的解釋嗎？當我們透過某種由量子物理學原理指導的思想狀態，去接近某個臨床情境時，分析詮釋過程的目標又是什麼呢？我們若把這種詮釋模式，與那些依照過時的心理學理論來限定和標籤化藝術經驗的簡單化臨床實踐來進行比較，就能從中找到答案。

物理學家告訴我們，我們是透過與世界的相互作用來創造出客觀現實。這個觀點對於創造性藝術治療來說，具有非常重大的意義，因為，如果我們去創造並重新開創出自己的世界，那麼，以這種理論的實際應用為基礎的治療法，將能具有既是科學又是藝術的顯著相關性質。

Carl Jung對人類經驗具目的性的過程，所抱持的信仰，為心理學與物理學的進階理論之間，建立了緊密的連結。關於精神，Freud的心理學，是以表現出十九世紀自然科學特色的機械論因果關係為基礎的，而Jung則提出，精神是一個複雜且可自我調節的系統，在這個系統中，各式各樣的經驗相互之間可以互補。這種關於人們內心生活的概念，與Niels Bohr的互補理論很接近，Niels Bohr的理論認為，在一個更廣大的整體範圍裡，相互對立的觀點必然會同時存在。二元性概念的被接納，使得事物不用去改變自己來迎合他人，它與創造性的行為成為夥伴。設想一下，我們可以用許多的方法，在不同的藝術媒材和治療經驗中，針對Bohr的互補理論進行研究，一旦我們去認同在創造性及精神生活裡，各種矛盾經驗是如何占有一席之地時，我們就能為心理探索建立一個全新的領域。先進的物理學為我們提供了另一種基本原理，來擴展研究方法的範圍，以藉此包含藝術探究。

　　如果實驗物理學中高深的數學方法，對我們大多數人來說是難以靠近的，那麼，進階物理學的理論，與我們在創造性藝術治療實踐中的歷程，則接近得令人驚訝。創造性過程的動態變化，與量子物理學中的一個基本原則密切相關，這個原則強調某種結構的不連續性，而非是陳舊的連續性結構。Niels Bohr在他的短篇文章〈量子物理學和哲學〉（Quantum Physics and Philosophy）中，證實了各式各樣的知識領域，也面臨了與量子物理學所投入的相同情況一樣，他寫道：「我們正在處理的，不是或多或少、模糊不清的類比，而是清晰的邏輯關係實例，這些實例，出現在各種環境下的更廣大領域之中。」（1963, p.7）

　　像Bohr這樣先進的科學家，與那些科學至上主義者不同，他們會謹慎小心地在調查研究的各種領域中，逐項去進行識別和區分，並尊重每個學科在探究時，所用到的各種獨特方法。我們能在物理學的發現與自己的創造性藝術治療經驗之間，建立一個「平行導軌」，各個學科在為擴展生活內容的各種構想和主題上，互相影響並彼此協助。

　　藝術本位研究與先進的科學思想，都有一個共同的基本義務，那就是允許正在被研究的現象去表達自己。如果我們與創造性表達的影像和過程保持緊密的協調，我們就會發現，還有許多新的領域尚待我們去瞭解。

　　藝術本位研究要求介於不同的知識領域間的開放互動，而這些領域內的研究人員，能夠反覆地去研究藝術影像和過程，並藉此作為探究的基礎。具創造力的研究者，不喜歡那些陳腐和僵化的理論，他們比較喜歡那些對現象進行持續不斷的認真思考後，所獲得的深刻認識。這種研究方法符合Werner Heisenberg的觀點，他認為世界是一個由許多不同種類的關係，所構成的綜合體，這些關係相互結合，進而創造出我們所能想像得到的整體世界（1958）。我們無法僅用單一專斷的方法，去看待一件藝術作品或更難捉摸的複雜創作過程。我把藝術本位研究看作是

培養許多不同且不平常的方法，來建立與創造性藝術治療實踐的關係，我深信，我們集體的努力，一定會促進人們對藝術本位研究的瞭解。

我極力主張創造性藝術治療，去確保它的研究概念，要與創造性過程不斷變化的本質保持同步。現在，該是我們展開對那些尚未被研究過的領域，進行探索、試驗，和大膽冒險探究的時候了。

實證式和內省式探究
的藝術整合

　　藝術本位研究有個特性，那就是將各種不同探究方法加以整合。「教科書」式的教學和實踐研究方式，只是把特定的方法貼上標籤，然後把它們區隔開來擺放，並往往把各種方法和取向，定義為是相互對立的，例如：藝術對科學、質化對量化、主觀對客觀、啓發式對現象學式等等。在這一章裡，我將會努力呈現出一種綜合的模式，這種模式符合藝術本身與生俱來對各式各樣、有時相互矛盾的媒材和想法的運用。我瞭解，不同「種類」的研究法之間肯定是有差別的，我也並不是要去推薦，將不同方法無差異的合併。我們對某種情況進行不同層面的描述，是評論式分析和綜合思維的基礎。但是，問題出在於，我們假定研究內的這些多重因素之間是完全彼此隔離且獨立存在的，而這樣的態度，會妨礙它們互相充分發揮潛力來共同作用。

　　我們對各種類型研究的廣泛學習，可以促使綜合性洞察力的自然形成。對於Debra Linesch 和 Maxine Junge為了支援各種在藝術治療領域的研究法所作的努力（*Linesch, 1992; Junge and Linesch, 1993*），我給

予正向的回應，他們所提出的多元化研究方式，與藝術治療專業內的多樣性是相符合的。當研究者瞭解了不同研究類型的價值後，自然就不可避免地會造成彼此之間的全新整合。

創造性發現的基礎，在於使以前相互分隔的各種實體彼此之間，形成新的關聯。而其中，最基本的概念性二分法之一，便是藝術與科學的分離。

其實藝術本位研究和科學的探究間，具有令人出乎意料之外的許多共同性質。科學和藝術總是緊密相連的，都同樣致力於革新和創造性想像上。具創造力的科學家，更願意把自己看成是藝術家，而不是按規定程式做事的技術員。科學至上主義已經極力擴大對研究和專業實踐的控制，從而遠離藝術探索，而這樣的科學至上主義，只會抓住自然科學裡適用於所有用理智來研究的調查方法不放。這種探討研究的方法，很諷刺地把科學歸結為一種狹隘和刻板的程式，此程式不能真正反映出創新性科學家的方法（*Beveridge, 1995*）。科學至上主義是一種制度化的觀點，它已經妨礙了具創造力的天才，為過去互相分隔的實體所新建立的各種連結。

科學至上主義的態度，造成實證式與內省式的研究方法間，愈來愈嚴重的兩極分化。實證式（empirical）這一詞，言外之意就是感官知識、直接觀察，以及注重實務的過程，一般人都已經認為，只有這種方式才是科學的，而藝術卻被刻板印象化的視為是內省的和主觀的。當我們談論到實證研究時，大部分的人都會認為，它是一件與藝術完全不相關的事。藝術本位研究要求我們，重新審視實證式的探究與內省式探索之間的分歧，當我們研究藝術過程和其結果時，這樣的二分區別其實是沒有什麼意義的。

我在藝術方面的經驗完全是實證式的，同時也是內省式的，科學研究者們在談到本身學科中的實驗性和創造性活動時，也都是這麼認為。

藝術本位研究，是以廣泛而有系統的對各種實證式和內省式方法加以整合爲基礎，我相信，這種將以前相互分隔的成分加以混合，是一種有意義的創新。當我們在研究藝術經驗的本質時，我們怎麼能夠避免去運用感覺和進行生理實驗呢？創造性藝術治療的眞正目的，難道不就是一種現實生活中實證式的沉思嗎？在我們的學科裡，實證式的研究活動，擴展並超越了科學實驗室內的研究。對藝術本位研究來說，自我探索與實證式的實驗同樣重要，在這一章節裡，我會設法就我們如何才能開始將理論與實際相結合，來把這兩方面的研究綜合在一起。

科學可以被定義爲是一種有紀律的探究模式，這種模式力求對整體世界有更多的瞭解。它包括「任何」對那些透過經驗而產生知識的現象，進行方法學上的徹底研究。對我而言，科學一直以來都是一種牽連甚廣的行爲，它包括了嚴密精確的觀察、分類、測試、實驗，以及理論總結。自然世界中有許多特徵，可以依照絕對的計量和預測的嚴格標準來進行研究，但也有許多自然的和經驗式的現象是不能夠被精確量化的，這些現象包括：人際關係、動機、解釋、對經驗的反思、個人表達，以及創造性過程的動力結構。當科學的探索擴展到去研究這些現象時，我們一定得使用能夠清楚地表達出這些被檢驗之過程的調查研究、描述，以及理論解釋等等方法。

創造性藝術治療對於整個研究團體的最重要貢獻，可能就是它示範了在正規的探究過程中，科學和藝術是如何共同發揮作用的，因爲創造性藝術治療領域裡的研究對象，要求這種科學與藝術的整合。

目前我們正不斷地產生廣泛且遍布全球的資料，這些資料顯示，藝術的表達方式是一種在獲取和傳達人類經驗資訊上，極爲重要的途徑。要「閱讀」和研究這些資料，我們需要透過藝術的認知方式。這種綜合式探究的科學角度，除了包含徹底且有系統的研究外，藝術的元素則提供了資訊交流的途徑和調查研究的方法。藝術本位研究是有可能在其運

作的每一個階段，把科學和藝術互相結合起來。

在一般人的普遍意識中，我們已經近乎完全的把藝術看成像娛樂一樣，是一種表達情感的途徑，而現在又把它視爲是治療的方法，但我們從來都沒有意識到，藝術也可以是瞭解並有系統地去研究人類經驗和其他自然現象的一種方式，在這一點上，以前就有一些例子存在，例如：John Audubon所畫的鳥和動物、Leonardo對解剖學和機械的研究，以及博物學家所作的插圖等等，這些例證都直接地有助於我對科學的瞭解。而這些形式的藝術，都履行了實證科學觀察中最嚴格的標準，就像最近，攝影已成爲與科學調查研究緊密結合的藝術形式一樣。

我認爲，當前有關研究的許多混亂現狀，主要歸因於在探究過程中，那些臆測性科學的方法與非科學的方法之間的兩極分化。由於像創造性藝術治療這樣的新學科，並不鼓勵對科學的歷史和哲學體系進行批判式的研究，我們很容易就會成爲當代研究學說的俘虜，儘管這些學說並不一定適合我們的需要。

目前的心理學研究，仍然依賴由John Watson在二十世紀初最早提出的實證哲學原則。心理學一直都在努力成爲一門更具威望的自然科學分支，它宣稱自己只關注在那些可預測、可控制的客觀行爲研究。精神分析和其他精神治療心理學，與那些「正統的」科學方法是有區別的，因爲它們仰賴內省的資料，但是，唯有親身去體驗過的人，才有可能觀察到內省的資料，這是精神分析學派與二十世紀學院式心理學之間差別的基礎。創造性藝術治療師得益於Freud、Jung和其他心理分析學家所作的貢獻，他們可以在一些研究機構，以及自己的專業領域裡尊崇研究價值的環境下開展研究工作，而不受商業機構的制約，也因此，創造性藝術治療師對自身的研究本質，存有著極大的困惑。我們被行爲科學中質化和量化的二分法所局限，並趨向於去承認它廣泛地影響了在我們學科內所提出的各種研究可能，這種想法使得衝突的根源埋得更深。

　　心理學已經變得與心理測試緊密相連，因爲心理測試這樣的特殊行爲所產生的資料，能夠被他人用來進行客觀的評估。同樣地，繪畫和其他的人類表達形式，也被作爲研究資料看待，創造性藝術治療使用這種方式，在理論心理學中創建了自己的立足點。但有趣得很，這些藝術圖像又常常會被人用來依照同一種心理學理論進行分析，然而，這種理論是遭到心理學實證論所反對的，因爲這等於是用純粹科學的研究方法，企圖去測量內省的和非常主觀的資料。但在此強調，我對這種類型研究的批評，應該不能與某些實證的量化研究中有效且可靠的應用混爲一談。

　　現代科學已經在理念上把自己定義爲是古典認知方法的反對者，而古典認知方法的基礎，是建立在從系統化的推論所證實的內省式沉思上。在十七世紀，科學界誕生了一種新的實證標準，該實證標準起源於這樣的一種信念：我們唯有透過對自然現象的觀察，才能夠產生有用的知識。Emmanuel Kant曾努力對這兩種傳統進行整合，他讓人們想起一個哲學道理：我們若不依賴某種預先的判斷，要觀察世界是不可能的。現在，我們把這樣的預先判斷描述爲是範例、框架和結構。每個觀點都有它與生俱來的想法或偏見。當目前先進的科學和後現代哲學已經體會到，我們在衡量經驗上是沒有絕對的標準，但這些價值觀仍未能夠消除行爲科學中，「質化和量化」研究模式之間不必要的分歧。

　　在心理學研究社群裡，內省法自然地正以一種備受尊敬的探究模式來重新出現，我將這種現象歸因於，它在人類的認知行爲中所處的原型地位。這種前行爲學派之探究方法的復興，正被啓發式研究法所推動，同時也被藝術本位研究所關注。

　　希臘名詞heuriskein的意思是探索和發現。今天，heurism意味著一種學習方法，我們用這種方法，透過某種以針對個人經驗的診察爲基礎的探究來獲得知識。

依照Clark Moustakas的觀點，「在啓發式的過程中，什麼是外部事物的表面現象和眞實性，我的內心思想、感覺和意識又是什麼，這兩者之間存在著不可動搖的關係」（*1990, p.12*）。Moustakas強調，我們對所要研究的問題必須「堅持不懈地埋頭研究」，並把「直接的、個人的經驗」當成是我們研究的對象。

主觀設想曾經被視爲是研究的大敵，現在反而成爲啓發式探究的主要特徵，這種探究方式，鼓勵人們說出自己的經歷故事。Moustakas描述了這種調查研究的方法，其實是多麼需要一種「自傳式的連結」，在這種連結下，「啓發式研究者以一種生動、熱情，和完整的方式遭遇了某段經歷」（同上，*p.14*）。這種出自個人觀點的主張，已普遍受到心理學社群中許多人的歡迎。

啓發式的研究，主要關注在對自我的診察，它對心理學探究作出了很大的貢獻。在此之前，心理學探究領域中曾有一種趨勢，那就是要使研究過程盡可能的非個人化。傳統的行爲科學，把研究假想成必須是嚴格客觀的，但是它從來沒有對當我們去解釋世界萬物時所產生的偏見，給予足夠的重視。就如Hans-Georg Gadamer在他的《哲學式詮釋學》（*Philosophical Hermeneutics*）（*1977*）著作中所說的，偏見其實是一個人對世界的開放。每一種詮釋都是以詮釋者的觀點爲基礎，而在行爲科學範疇裡，每一種詮釋則是來自於研究理論的觀點（或偏見）。

詮釋學可以被定義爲是一種解釋的藝術，一門依賴於詮釋者個人觀點的學科。「教科書」式的教學研究方式，鼓勵學生對啓發式的和詮釋性的調查研究進行區隔，而不去檢驗它們之間是如何相互支援的。類似地，現象學也被視爲是一個單獨實體，而不去顯示出它們如何能夠幫助啓發式研究和詮釋性研究的研究者，與事物的客觀表達保持聯繫。

有關人類關係領域的研究，不可避免地會具有個人的、文化的，和理論的傾向特質。因此，要達到比較無偏見的結果，最佳的辦法就是去

承認並詳細說明研究者的偏見，並將它視爲是此研究的一個特徵。在人類關係中，客觀是一種基本特性，而這種特性是要藉由彼此交談對話來獲得，因爲個人的偏見能夠在這種對話的情況下展現。啓發式探究的另一個目的，可以是去更廣泛地瞭解研究者的個人偏見，能對整體實踐產生多大的影響。

就如Jacques Barzun和Henry Graff在他們針對研究過程所著的經典論文裡提到：「客觀的判斷是經過用各種可能的方法，對某個主觀意念進行測試後所形成的，這樣我們才能最終對事物加以認識。」（1957, p.146）在每個研究專案裡，我們的主觀想法，都是和其他的觀點與技術共同來發揮作用，而這些觀點和技術，使得那些被探究的事物能接受嚴謹的診察，但在我們的日常互動中，這樣的診察通常不會發生。

透過在實驗過程中，去運用創造性表達的媒材，藝術本位研究擴展了啓發式研究的發展。我們在對藝術的治療效果進行研究時，最感興趣的是不同媒材的表達形式，我們檢驗「它們」是如何影響我們。啓發式研究的調查，比藝術本位研究更傾向於「自我沉浸」，而藝術本位研究所強調的是，表達性媒材與研究者之間的夥伴關係。在藝術領域裡，自我是主要的參與者，但總會有一個目標，是要讓藝術爲表達自己而說話。藝術領域中還有一個研究傳統，那就是把研究對象和媒材視爲是獨立的實體，小心地加以研究。

去瞭解遵循自己內在想法的啓發式研究，對於強調直接且個人參與的藝術本位研究來說是有必要的。例如，如果我把啓發式的方法，應用到之前所提及針對藝術動機所作的博士研究裡，我會更加考慮到個人進行藝術創作時的動機、我選擇這項特定藝術主題的原因，以及我與這一個主題的淵源等，所有這些對於理解研究行爲背後的觀點，都很重要。我先前的藝術動機研究，著重於其他人在訪談時所說的話（McNiff, 1977），如果當時有人鼓勵我用更啓發性的方式去看待這個

主題的話，我應該會質問自己在目前和過去對創造性表達的渴望，這種與自我對話的方式，將會擴充我的研究，並更加清楚地闡明，我對這個主題的個人觀點和不可避免的偏見。如此一來，我就可以把我的經驗和我在訪談其他藝術家時所得到的啓示，進行比較，然後，與我想要找出藝術動機的必要元素或普遍規律的企圖相比，我相信，此研究的最終結果，將會更表現出不同觀點之間的相互作用。

我同時瞭解到，我對藝術動機的研究，極少涉及到與藝術作品的直接接觸，或對創造性過程的親身實驗。如果我曾在研究期間更加留意那些藝術作品，我就有可能去發現，它們本身會自行陳述出自己是如何及爲什麼會成形的故事，這些說明，也許會與創造出它們的藝術家所描述的原意，有很大的不同。即使這些藝術作品與藝術家所陳述的，並不互相矛盾，它們也總會去擴大討論有關自己是如何產生出來的源頭，因此，我們或許將能發現，這些藝術作品在不同的成形階段，是怎樣影響和推動其創作者的。如果我曾在自己的博士論文中實行藝術本位研究，我一定會問：「藝術作品或藝術表現本身，到底反映了些什麼與自己有關的資訊？」這種研究方法一方面擴展了傳統的訪談方式，同時也增強了啓發式的分析方法。

當我們視藝術作品的表達爲一位合作參與者或夥伴，而將其加入到探究的過程中時，像Derrida所建議的那種研究人員，就會對這些媒材作出新的回應。當藝術本位研究能好好利用啓發式的「自我對話」時，它也會對外在現象和與藝術作品的對話進行研究。

我們如果只單獨運用啓發式研究法，那未必很適合創造性藝術治療的研究。當年在指導以啓發式研究爲導向的博士論文，和創造性藝術治療的碩士論文時，我注意到這些研究計畫，是如何一面倒的傾向於呈現出藝術家片面的感情和關注，而研究人員和藝術表達之間，也可能會缺乏創造性的張力。當研究的過程，把藝術作品視爲是完全的參與者來看

待時，這種作法會使研究的目標，堅定地朝向去檢視藝術家和藝術作品之間的相互作用，而遠離只是片面的自傳式表達。從藝術本位研究的一個「角度」來看，啓發式的探究能與實證式的研究方法合作，來瞭解藝術的過程。

我爲了尋求一種整合性的藝術本位研究所下的決心，早就從我觀察研究生們埋頭從事研究專案時，就已經開始成形，然而，在他們的研究專案中，卻只有研究者本人才有發言權。當研究者專注於自我檢視，而忽略了要去建構出在整體經驗內的其他相關層面時，藝術作品的表達和創造過程就會被掩蓋住，而難以被清晰地理解。這種研究傾向於在個人情感和某些片斷思考的迷宮中繞來繞去。我在批判這類探究方式時體會到，如果我們在自我意識與外在事物之間，有著更多的交流或對話，那麼被啓發的尺度就會擴張。同時我也注意到，這些對自我沉浸和單面性研究的批判，會對把自我探索當作是瞭解現象的一種方法上更爲普遍的應用造成威脅。

對藝術本位研究而言，最重要的新領域，就是對藝術創作過程的實證式研究。一旦我們體會到，親身去從事藝術實驗與親自參與科學一樣，都是適當時，未來研究的可能性就會大增。以我針對藝術動機所做的博士研究爲例，我當時若以實證式的研究法來進行，那麼我的研究將會包含一些實驗，而在這些實驗裡，我也許可以利用自己在實際從事藝術創作的時候，去思考藝術表達的動機。我覺得這種探究方式，比起那種僅僅針對某件藝術作品完成後，藉由其他人所作的口頭意見來進行研究來說，將能呈現出一種完全不同的特性。我也意識到，最初我對藝術動機的研究是一種高度抽象的研究，有絕大部分是起始於並且終結在我想將動機心理學的領域應用於藝術的想法上。

如果我對藝術動機進行藝術本位的研究，在過程中，我也許會檢視自己在繪畫時的藝術動機，並且描述自己站在畫布前的最初感覺和情感

傾向。我或許也能夠去分辨出令人熟悉的，以及重複出現的動機和新的感覺，並持續把這些動機和感覺，與在特定環境下直接經驗的各個層面聯繫在一起。當我在繪畫時，我可以識別出，這些最初的感覺是如何維持下來和它們在之後如何改變的方式，以及我如何對繪畫過程中所浮現的特殊主題作出回應。在進行這樣的實驗時，我預期會受到工作中所浮現之思維的影響。具體的繪畫品質、構圖問題和意外事件等，都有可能會對我所從事的工作造成很大的影響。我預期在繪畫的過程中，自然會產生動機，由於我的繪畫方式是非常即興的，所有在繪畫過程裡頭，預想不到的現象都將大大地影響到最終的結果。

我會仔細考慮何時將停止繪畫、為什麼要作這個決定，或者是否由繪畫本身去決定什麼時候完成，以及在繪畫本質上，如何為創作動機提供它能自行完成的協助。

我可以預料到，繪畫過程的自然狀態對最終結果所產生的影響，會比我在過程開始時的意向要大得多。這種類型的探究必然需要一種基於藝術的語言，因為我會涉及到經驗式的觀察和描述，而我最初的藝術動機研究，則是趨向於使用抽象的和心理學的語言。從這個角度來看，藝術本位研究將會使用自己的經驗式和概念性術語，來開創一種新的探究傳統。但是，我並不是要再去推動另一種形式的職業行話和狹隘的專業模式，因為當我們必須要找到一個擴展研究機會的方法時，我們同時要去強調，建立一種能與同行們和其他學科共同分享的語言。

當在我研究繪畫行為時，我毫不懷疑地會意識到，個人的思考、記憶、所想到的主題和內在心象，都將會表現在畫布上。藝術本位研究是牽涉到去反映出，介於這些心理動機和透過與藝術媒材相接觸時所自然流露出來的動機，這兩者之間相互作用的研究。

當我用這種方式來試驗自己的藝術表達時，我也可以把探究的過程，擴展到其他藝術家的工作室裡。除了在藝術家繪畫時去探訪他們

外，我會以錄影和拍照的形式來與畫布互動。所作的文字報告、拍攝的影像，和繪畫作品本身，都爲之後進一步的研究分析，提供了廣泛的經驗資料。我相信，只要我們累積足夠資料，它們就可以用一些我們在目前無法預測到的方式，來激發和指導研究的過程。實驗性的經驗，將會爲藝術本位研究塑造出未來發展的方向。

創造性藝術治療研究最引人注目的就是，它要求針對過去四個世紀以來，我們一直去探討到底恰當的科學方法論是藉由什麼所構成的，這個爭論不休並形成兩極化的命題，加以進行整合。藝術本位研究同時由內省式的探究和實證式的探究兩者所構成，從定義上來說，藝術便是這兩者的結合。藝術家研究者所開創的一系列藝術表達，就是個人內省的手段和一種探究的過程，而這些藝術表達，則產生了透過系統化複審後的實證式資料。

研究的歷史發展到現在，科學已經差不多完全被認定是瞭解人類行爲的唯一手段，嚴肅的哲學式探究，一直都不被視作是行爲科學研究的一個重要層面，所以，我們極少有針對主流的眞理標準進行批評性的分析，這種支配地位和單一性，對於要靠世上各種新的共同作用和新鮮觀點才能茁壯成長的科學來說，並不是一件好事。我相信，把科學的方法和藝術的方法進行整合，對於科學和藝術來說都同樣有好處。

我對藝術本位研究抱持歡迎的態度，因爲它使得對診斷評估的信度和效度進行評估的美學標準再度興起。

我可以想像出一些研究，這些研究能重新喚起以往長期存在對美的討論。美的經驗在很大程度上是主觀的呢？還是存在著像古典希臘哲學中所設定美感質量的客觀標準呢？這種論述將會爲創造性藝術治療中，對藝術過程和藝術成品之間火熱的爭論，添加一種全新的角度，但我們有必要總是彼此對立嗎？美的感覺和創作，能夠有治療功效嗎？我一定得要畫出狂躁不安和痛苦不堪的畫像，才能眞正地在治療情境中自我表

達嗎？那些異想天開的或令人愉快的圖畫，總是成爲一種對眞實感受的防衛嗎？藝術治療力的基礎就是美的經驗嗎？

我要告誡那些具有對抗式和離間式錯誤想法的人，不要因爲我鼓勵對美的研究，就自然的認爲我忽略了那些醜陋、奇異和古怪的表現。我對那種奉承式的美學價值探究不感興趣。如果我們要設想出一種對美的論述，認爲美是可以將對藝術品質的主觀評估，和對表現特徵更客觀的檢驗融合在一起，我想，這樣的設想並不困難。

首次出版於1896年《美的感覺》（*The Sense of Beauty*）這本書中，George Santayana提出了自己關於美感經驗的主觀和感性的論點：「感受美是一件美妙的事，比理解如何獲取這種感受要美妙得多……如果我們時常求助於自身實際的感受，我們的判斷會更加多樣化，也更合理、更具指導性。」（*1955, pp.11, 19*）

只要我們不去否認，感覺在創造性想像中的首要地位，我們才能去承認，一定會有某些生理上的反應特徵，能產生出某些可預知的審美結果。由於主客觀要素之間的相互作用，在整個創造性過程中都會發生，我們若用敵對的態度去看待這些因素，就會顯得很愚蠢和短視。我們對美的內省式感覺，並不一定要與正在經歷的經驗式狀態相互隔離。身爲創造性藝術治療師，我們必須能接受感覺經驗和緘默理解的重要性，同時體會，在特定客觀條件下，可能會產生某種特別的反應。在創造性藝術治療的各個層面上，藝術和科學是相互融合的。

像均衡、對稱和秩序這些傳統的客觀審美標準，已經把美學價值的廣闊空間，縮小窄化爲一套政治和社會的理想，從現今的角度來看，這樣的理想有著巨大的局限性。與其簡單地放棄嘗試對美感客觀經驗的表達，Rudolf Arnheim因此提出了一種新的標準：「那種讓藝術表達變得純粹而有力的形式特質」（*1972, p.197*）。這樣的定義，與當代創造性藝術治療實踐中眞誠表達的價值是相一致的。

　　我們可以採取許多不同種類的研究，來探索在藝術治療過程中，我們對藝術表達所產生的美感反應，如何能夠去決定治療經驗的品質。藝術表達的治療效力，是取決在於所引發之移情程度的大小嗎？還是對現場情緒的感覺？或者是情感的啟發？

　　藝術表達會激起那些與它的自然本質相呼應的反應嗎？藝術表達的美感品質，能不能決定它的治療效果？治療師和個案的敏感度，以及感受能力，是如何影響美感反應的品質？我們如何能加深在藝術表達上，對各種不同美感品質的移情作用和接受能力呢？在什麼情況下，某種特定的表達會相對地喚起普遍的和／或個別的反應？即使藝術品有時候會引起一些普遍的反應，我們難道還要去重新製造出那些在創造性藝術治療下的臨床實踐結果嗎？創造性藝術治療所要爭取的是藝術的無窮變化特質，還是科學的可預言性？或者是根據具體情況的需要，來結合這兩者呢？

　　怎樣的藝術表現品質會引起普遍的迴響？什麼樣的表達更可能會產生不同的回應？美的移情作用——對正在表達的畫像、人物和情況的感覺能力，應該列入研究所的教學計畫中嗎？在藝術治療裡，那些被廣泛強調的心理分析和圖像詮釋，又是如何影響移情作用的？

　　我們對美的評估所依賴的情感敏銳力，是Santayana所推崇的。然而，在我們去承認自己對某些現象，仍然會產生許多較普遍反應的同時，我們也能保有屬於自己特殊的偏好和多樣的品味。Thomas Aquinas把美的經驗描述為是一種對意向的吸引，就好比今天我們用來形容的，倒吸一口氣的欣賞、驚豔的感覺，或讓人目眩神迷駐足而望的經驗一樣。

　　當我感覺到任何額外的動作都會破壞圖像的時候，或當那幅畫讓我覺得「剛剛好」時，我就會停止繼續作畫。在圖像中，我可以感受到一種完成性和滿足感，而這些感覺與自己本身的感受相呼應。這些美的

判斷，包含著介於圖像的客觀品質與藝術家敏感力之間，一種永恆的相互作用。在一件藝術作品中，我的美感經驗就是完成性、滿足感、獨特性、表現活力，以及喜悅的感受。畫作讓我興奮，並且吸引著我的注意力，為了觀賞和評鑑它的品質，我願意一次又一次地重新回頭去欣賞它們。

當我回顧自己在創造性藝術治療方面的經驗時，我體會到，每當人們真誠地努力表達自己，以激發出治療空間中的神聖感和真實性時，一種美的感覺就會浮現。

我們對美的欣賞，有時可能會令你感到恐懼或不安，有時也可能令你覺得愉悅。美的現象可以是一種「可怕的美」，一種令人覺得平庸渺小，而不可抗拒的力量或威脅生命的風暴，「美」並不總是美好的。Theodor Lipps從那些具有生命力的事物和經驗中，去發現美。

我們反對把美的經驗當成是一種測量效度的標準，因為美的判斷永遠都會被看成是純主觀和個人化的。Pat Allen曾向我描述過，那些讀過《彩繪心靈》（*Art Is a Way of Knowing*）的人寫信向她表達，身為作者的她對藝術創作之重要性的個人論述，是如何肯定了讀者自身的藝術經驗。作者若要讓自己的觀點達到溝通的效果，便要藉著如何與讀者的經驗相結合來度量，而這些讀者都受到作者的「感動」，從而配合作者去完成溝通交流的循環。也許這樣的工作進程，我們可以藉由統計過的實證式反應來評定。

精神醫師Harry Stack Sullivan，把這種回饋過程形容為是一種「相互認同的確定」。在我的創造性藝術治療實踐中，我反覆地見證過這種過程。藝術表達的品質是依據清晰且直接的主題、具說服力和真實性、充滿活力，以及產生移情感覺的能力等等美學動力來評估。從我的經驗裡得知，人們在相同條件下作出這些美的評價時，通常較具統一性而不前後矛盾。

　　一個人的表達之美會喚起見證者的美感反應，這些見證者回饋給藝術家的思想交流，證實了所傳遞之訊息的重要性。內省式表達和實證式表達兩者之間的這種交互作用，正是創造性藝術治療經驗的基礎，創造性藝術治療經驗，要求一種被創造性表達的美所「鼓舞」和「感動」的能力。美和美的沉浸都是藝術的良藥。

　　我們若要應用審美歷程，作為是一種決定創造性藝術治療經驗是否有效的方法，其中最大的障礙便是，我們缺乏一種在此專業中的許多人對表達現象的開放態度。我們都受限於自己特定的理論價值，以及必須提供臨床解釋的假定，也因此，我們往往不能普遍地具有托馬斯哲學般（Thomistic）在影像之前先捕捉動作的反應。這種反應是由於許多創造性藝術治療師，對自己是不是藝術家角色的矛盾情結所造成的嗎？創造性藝術治療師和較普遍的行為科學團體，難道都對美感到恐懼嗎？

　　Pat Allen曾向我形容一個在藝術治療領域中的嚴重黑暗面，那就是藝術治療師覺得自己「不值得像個藝術家」。我們對這種情況有什麼補救辦法呢？我們是否能在研究所的課程中和整個職業生涯裡，提供更多的藝術訓練，並加以強化呢？在我們之中，有大多數的人之所以進入心理治療行業，是因為對自己和他人的精神問題感到著迷，然而，我們還能在這樣的迷戀中，去見證到影像裡充溢著無窮活力的美嗎？創造性藝術治療師能夠根據他們的臨床實踐和興趣，來形成一種獨特的審美觀嗎？

　　我們對於審美判定的效力，最根深蒂固的阻礙，就是對個人反應的不信任。我們仍然繼續使用一些完全與現實生活條件不相符合的方法，把各種經歷中的主客觀因素區隔為內省式和實證式兩種。

　　我想，我將會是第一個人去提醒自己要留意片面主觀和單向內省所造成的危險性。對藝術本位研究來說，我們會面臨最困難的挑戰是，如何去避免出現無法逃脫個人經驗的困境。自我反省必須找到與實證式資

料協同工作的方法，並且與那些超越本身的事物，建立起有用的關係。
從我的經驗裡，藝術品的客觀性存在和藝術創作的自然過程，以及對探
究的堅定奉獻信念，曾經幫助我控制過分的自我沉浸。

　　Rudolf Arnheim在藝術心理學方面的文章，論證了一位研究人員
是如何與藝術過程中的作品和環境互動，以尋求瞭解藝術的表達品質
（*1954, 1972, 1986, 1992*）。由於Arnheim並沒有寫到有關治療過程方
面的內容，他的研究初衷，可以透過創造性藝術治療來拓展，去包含
治療關係中基本的啟發式要素。當我們把Arnheim對作品的專注，與
Moustakas深入的自我內省結合在一起時，我們就擁有了藝術本位治療
研究法的必要元素，而這是在以往的各種心理學方法裡所沒有的。

　　未來的研究也許可以把更多的注意力，集中在特定的藝術品創作過程
中所發生的事情，我們在創造性藝術治療研究裡，也能去記錄一般人繪畫
的方式。而我們的研究課題，可以去包括病人、藝術家，和我們自己。

　　當我們檢視自己所描繪的畫作時，我們將能獲得機會去更直接的與
自己內在動機和創造激力進行接觸。這種研究的啟發式特點，增強了我
們對有關繪畫過程所陳述的準確度，因為研究人員本身，已經直接經驗
過那種正被研究的過程。藝術家研究者所採用的這種探究方式，將會為
內在的和具蛻變性的能量提供有效的協助，而這正是創造性藝術治療學
科的基礎。

　　Rudolf Arnheim在藝術心理學方面的研究，闡明了如何把藝術家的
視覺技巧與心理探究結合在一起。在二十世紀內，大多數其他的藝術心
理學研究，是藉由某種特別的心理學理論的角度，來分析藝術品和藝術
動機，而這樣分析藝術的方式，並未能在實質上造成科學和藝術探究之
間互相的作用和影響。Arnheim的學術成就之所以受歡迎且具有重大的
影響力，主要來自於他對正在被試驗的藝術品所附帶之物理特質的專注
力。我總是感覺到，Arnheim和許多藝術家們正一起努力去探究藝術作

品，以進而幫助我們用一種更全面的方式，去留意並理解周遭的事物。

追隨Arnheim理論的關鍵，不是要去照抄他獨特的學者式探究方法，但我建議去仿效他的方式，在原本相互隔離的那些學科間，去建立一種新的關係。Arnheim教我們如何運用許多工具去研究現象。他的主要學科是感知心理學，他把這門學科與藝術史、美學、物理學、生物學、建築學、電影、攝影、繪畫、製圖和詩歌融合在一起。在Arnheim的學術成就裡，有著極大的一致性，此成就是透過對特定事物的反覆調查研究而獲得。實際上能使學者的關注焦點更集中的是那個正被研究的自然事物本身，而不是研究者所運用的學院式理論或紀律。

藉由讓探究的對象自行引導出各種回應它們的方法，創造性藝術治療可以建立在Rudolf Arnheim的藝術心理學研究的基礎之上。如果一位創造性藝術治療師正在研究的現象是一件藝術品，那麼以藝術史、美學、感知心理學，和其他學科為資源，將會對研究人員產生莫大的幫助。Arnheim示範了堅持關注現象的本質，是如何可以讓研究人員更自由地發揮，並且容納各種不同知識學科，以作為理解的手段。藝術本位研究需要發掘出眾多好處，這些好處要透過把Arnheim對實證事物的關注，和Moustakas的啟發式反省結合在一起來實現。

創造性藝術治療界擁有獨特的機會去證明，我們如何能將長期分隔開來的實證式和內省式研究傳統加以整合。因為沒有這兩個要素的結合，我們就不能完整地去實踐自己的專業。然而，分科系主義在我們的學術機構中是一個占有統治地位的教條，而它又不可避免地會在我們的研究取向中出現。一般來說，負責產生知識的機構，往往成為創造性探究的主要障礙。我們正在形成的研究傳統，需要反映出一種跨學科的精神，而這種精神孕育出我們的專業。以下的部分篇幅，將會提出在創造性藝術治療中，我們對臨床實踐者研究的追求，可能已經逐漸讓我們開始明白到這種統合的必要性。

臨床實踐者的研究

　　創造性藝術治療師可以參照教育學，是如何批判學術研究中的呆板
教條。教師們正開始把課堂視為是一個「研究社群」，並且把自己當作
與Robert Landy的「雙重生命」概念相類似的「教師研究員」，這種想
法讓人感覺到，課堂中的研究活動，增進了教學的效果，相對的，教學
的成效也促進了課堂內的研究。Karen Gallas（1994）寫到，教師再也
不必把自己視為是「原住民」（aborigines），需要依賴外來的研究人
員來驗證自己所從事的工作。我對教師研究員，能去接受藝術和文學作
品可以成為探究模式的潮流，尤其感到滿意。Karen Gallas形容了她如
何用文學和「民族誌」（ethnographic）方法，來描寫在她低年級課堂
中所發生的事情，她並且把這些技巧，和那些與她身為一名教師的日常
生活沒有什麼關係的學術研究方法，相互進行比較。

　　創造性藝術治療界，將能從一種全新的臨床實踐者研究的關注中獲
益。那種認為研究是必須藉由受過特別訓練的專家來操作，並在受到控
制的條件下去進行活動的信念，助長了我們與臨床實踐之間的一種持續

性脫離。

　　我們可以把治療工作，重新設定為是一種畢生的研究形式。我們可以透過研究的觀點，來為這種原本是純粹學術調查的學科，引進實務基礎。臨床實踐者研究的模式，將會為專業教育作出許多正向的貢獻。研究所是一個理想的地方，用來慢慢灌輸一種強調學問式的探究與技術性的實踐之間相互作用的價值標準，而非如當前的趨向一樣，把兩者區隔開來。與社會上其他專業相比，這種將學術研究與臨床實務彼此隔離起來的現象是罕見的。在金融、營銷，以及職業運動這些領域工作的人們，總是把研究工作當作是整體去從事實踐的一部分。研究可以預示並引導出工作成果，它除了能幫助我更有效地去執行治療外，我已經體驗到，我對專業實踐的研究，可以讓自己更能去欣賞我目前所做的事情，並且產生一種更新的感覺。當我研讀其他治療師研究者的研究成果時，我常被他們激勵，而去用某種類似的方法來研究自己的經驗。他們向我展示了如何將我們專業教育系統下相互分離的部分整合起來。

　　身為一位教育工作者，我努力透過嚴格的發現方法，反覆試驗、觀察和描述、比較和不斷的評估，然後把研究調查這門學科，慢慢地灌輸到教育訓練的每一階段中。我所作的每件事情，都是以經驗為基礎，這種取向使得將研究和實踐融合在一起成為可能。

　　我們趨向於如例行公事般的去談論理論和實務，而非實地去研究並實踐，我們同時把理論當作是一個單獨的實體來提出，進而獲取它，但這種取得理論的僵化方法，在大多數的專業教育中十分普遍。我寧可傾向去談論實地的研究與執行，因為比起被動地獲取理論知識，它們的探究方式更能強調出主動性和改革能力。當我們對直接的經驗進行調查研究和思索時，我們就能夠把我們所發現的東西與其他人的經驗進行比較，這種在比較後的理論分析，確保了我們可以實際去運用這些知識。我早就已經發現，唯有將想法與自身的經驗相結合，我們才能更進一步

的學習。我一直以來都知道，若試圖把自己的經驗套在別人的理論框架裡，那只會導致自己沒有機會去用新的途徑去認知經驗。

我把Karen Gallas的著作標題《學習的語言：孩子們如何用說、寫、舞、畫、唱等形式來表達他們對世界的認識》（*The Languages of Learning: How Children Talk, Write, Dance, Draw, and Sing Their Understanding of the World*）改一下措辭，來鼓勵「研究的語言」和「創造性藝術治療師如何用說、寫、舞、畫、唱等形式，來表達他們對世界的認識」。Gallas的研究主要集中於記敘文的應用，並把它作爲探究的主要方式，她陳述了她在觀察那些發生在自己課堂中，秉承自Elwyn Richardson、Sylvia Ashton Warner、John Holt 和 Kenneth Koch 等學者的研究傳統時的所見所聞。

創造性藝術治療中，個案研究的臨床實踐與敘述式的研究模式相符。Bruce Moon曾經以一種全新的藝術形式，很有詩意地描寫出自己在治療個案時的各種經驗，來反映這種敘述式研究的價值（*1990, 1992, 1994*）。Moon以文學形式來描述治療過程中所發生的事情，打破了以往創造性藝術治療師要根據醫學和心理學格式，來撰寫案例分析的傳統。近年來，Moon一直努力地把治療過程用說故事的方式，並且透過實況表演來呈現出來，而成爲一種新的藝術範疇。

多年以來，我所教授的研究生，一直以舞蹈、繪畫、演唱和表演的方式來完成他們論文，這與Karen Gallas所提出「多重」語言學習的理念是一致的。我們調查研究出多種督導方法，來引導學生透過藝術對病人進行治療，學生們從事繪畫、寫小說、創作詩歌、參與音樂劇，和即興舞蹈，並且構建環境藝術，所有這些活動都可以用來處理他們在從事治療工作時，所產生的困惑和衝突。最有用的創造性探究模式，通常是整合所有不同藝術形態的表演藝術。表演有其獨特的能力，它能全方位地表現出一個人所體驗過的想法和情感，它也能非常專注在藝術形式

上，進而能產生巨大的能量，而這種能量，通常是透過在整個事件的過程中不斷蛻變而來的。我發現表演藝術讓學生在認知和態度上，發生重大的轉變，一個原本被認為是沒有希望的情形，可能會藉由創造性的扮演，而呈現出一種全新的意義。表演藝術對於改變僵化的態度和固執的觀念，特別有幫助，因為當我們用一種開放且忠實的方式去進入戲劇世界時，自己的意識就很難避免地會出現變化，而表演的過程就是為那些僵化的觀點，用一種創造性的方式來改變自己，提供了機會。

當學生們對自己個人的藝術表達進行探索，並以此作為探究的方法時，他們的工作，很容易被那些堅持只使用科學語言的傳統創造性藝術治療研究法的倡導者所蔑視。然而，我感到，創造性藝術治療學科現在已經準備好對藝術性表達所發出的心聲進行探究。Karen Gallas對教育研究的批評，與創造性藝術治療過程發生的事情是完全一致的。她宣稱：

> 絕大多數教育研究者的語言，採用的是學院式的調調和直率的科學意圖，而這種語言具有距離感且富權威性，並且導向更寬廣的意義和概括化，同時，也經常暗示著教學中所用到的方法，只有對錯之別，卻不能為那種在教學上常出現的不確定性說話，也未能去承認教學的可變通性和直覺性的特徵（*1994, p.2*）。

Gallas描寫她和其他老師所陳述的有關孩子們如何學習閱讀的故事。他們互相學習，並系統化地嘗試改進他們教兒童閱讀的方法，但他們也知道，事實上並沒有任何確定的辦法，可以用來說明一個小孩是如何學會閱讀的。她說：「我們都知道，研究中的各種變數、協同因素，和對信度的評量，並不能幫助我們成為閱讀教師。」（同上，*p.3*）

我不認為Gallas或任何其他針對當前研究環境的批評家，是想要消除或挑戰「各種變數、協同因素，和對信度的評量」，並把它們視為是實用的，或有時甚至是首選之研究人類經驗的方法，她只不過是在說明，這些認知的工具和方法並不適用於所有的研究活動，日常的教學實踐反而可能是教育研究裡的最重要舞臺。

讓我試著去說明「臨床實踐者研究法」，如何在我的整個職業生涯中占有首要的地位。回顧過去二十七年的實務工作，我看到自己，已經有系統地去探究過各式各樣與藝術治療過程中所產生之影像相關的不同方法。

最初我是在精神病院開始從事藝術治療師的工作，當我在面對有著嚴重精神病的成人病患時，我很快就意識到，不能只依靠像對待普通人相類似的方法，來引導他們從事具有目的性的藝術活動，這樣的想法迫使我去進行試驗，以尋求新的途徑。正如老話常談：「需要是發明之母。」

為了要善盡一個藝術治療師的職責，我一定要研究清楚，在此特殊且充滿挑戰性的環境下，我該如何展開工作。在當時能得到宣導和應用，並且針對這些特殊的精神疾病類型所進行的治療研究中，唯一能稱得上「科學的」，也只用在化學治療領域，但這與我在藝術工作室裡所做的事情頗不相干。我也觀察到，那些在精神康復治療期間，去結合藥物所作的試驗，比起我對人是如何與藝術品互動所作的系統化、條理化的詳細研究來說，往往是更加隨意。

病患通常不能夠針對自己的藝術作品，去進行內省式的深刻思考，於是我就會引導他們去知覺一下，自己所塗和所畫之作品的過程。根據我對病患的觀察，我感覺，如果他們可以認識到自己藝術表達作品中的秩序，他們就會在內心體驗到一種與「秩序」相呼應的經驗（*McNiff, 1973, 1974*）。由於我們是以小組形式一起去討論藝術品的認知特徵，

我因此可以推測這種知覺秩序的經驗，會深入到小組中每個成員的內心裡。

我之所以如此強調視覺感受的統合，其實就是爲了要回應醫院裡病患的嚴重知覺障礙行爲，因爲病人們常覺得他們難以和別人進行交談，於是我們開始使用他們的藝術品，作爲其口語表達的刺激物來進行實驗。我發現，這種方法讓病患更樂於去談論自己所創造出來的東西，而不是專注在相同環境下的其他事物上。即使是那些最沉默寡言、最久病的精神病患，也會存在某種與個人和藝術品之間的關聯性，進而能成爲用於治療的基礎。

病患對藝術品所作的反應和思考，對自己本身有一種能幫助穩定病情的影響力。每件藝術品之所以能夠成形，其背後都可以成爲一個故事，而這個故事只有該藝術品的創造者才能陳述。當我們將焦點放在病患所創作之藝術品的知覺品質時，我們與病患之間的口語溝通會明顯增多。我在自己的第一次創造性藝術治療經驗中發現，某種視覺藝術的表現，能激發口語的表達，而我們對藝術品的討論，最終能引導出進一步的藝術表現。

藝術創作的過程和對已完成作品的討論，都是能夠有效地幫助病患，以一種有目的和有組織的方法，來表達自己的治療模式，而這種具認知性和表現力之秩序的增長，可用來成爲一種克服情緒紊亂之困擾的解藥。我們的目標並不是要去治癒病人的憂慮不安，而是要教會他們使用一種有威嚴、有條理的方式，去與別人和整體自然世界相處。在許多個案中我觀察到，我們在藝術工作室中所作的努力，對於病患的整體行爲有著相對應的影響。

我針對精神病患所進行的這種早期臨床實踐者的研究，在很大程度上，與行爲科學理論和研究方法是一致的，因爲治療的目標和結果都是行爲的。我識別出某種表達性、認知性的分裂症狀，希望透過在病人

的生活中灌輸新的行為模式來進行改善。病態行為會因而出現清晰的輪廓，經過改善的知覺、表達和社交互動方面，也同樣會明顯地呈現出來。

在我與精神病患一起進行的早期研究中，我經常可以證實，同一位病人在藝術上的表現和整體行為的改變這兩方面上，會有顯著的同步進展。病患所創作出的圖像可以證明這種改變。當某個在先前感到孤立而困惑的人，能從原本按照老套的模式死氣沉沉地畫畫，轉向那些需要詳細闡述、豐富技巧和美感刺激的藝術品創作時，他的行為改變可以得到再一次的證實。藝術表現可以當成是一種行為來進行探討，並且通過行為科學研究方法來學習。改變是可觸知和可測量的（*McNiff, 1975a, 1976*）。

我早期的臨床實踐者研究，可被視為是操作式條件作用（operant conditioning）的一個修正版本。透過提供病患像個藝術家般的在一種具想像力，且在美感上很愉悅的環境下進行創作的機會，我觀察到他們的行為和對自我的意識開始改變。他們會調節自己以適應新的機會和環境要求，並體驗到新奇且健康的行為，而這樣的行為，改變了他們的自我形象，並最終對他們的整體行為產生一種相對應的影響。

對於具有嚴重身心障礙的人，我們很容易按其行為來觀察，並且定義出治療的目標和進展的度量標準，但在我的創造性藝術治療臨床實務裡，開始幫助病患專注於尋找創造性的滿足感，以及更深層人生意義的感覺時，則並非如此。對於尋求協助的患者，其明確的治療目標很少會預先知道或能事先建立，治療的經驗已經變成是一種發現的模式，一個深入到創造性過程中的旅程。由於參與者們能夠非常清晰明確地說出，對於在創造性藝術治療過程中經歷過的不同事物，喜歡哪些和不喜歡哪些，我就可以把我的研究焦點，轉移到對參與者滿意程度的評估上。

持續的對話，再加上針對創造性過程給予參與者在不同層面上所

造成的影響，進行正式和非正式的評估，有助於我塑造出臨床實踐的方法。例如，我發現，與那些受到困擾或心神不安，而需要輔導和架構的人相比，一般人可以在極盡可能自由自在的藝術創作過程中受益；在和那些具有積極進取的態度，且能夠發起及維持某種表達能力的人共同工作時，我也發現，那些指定的主題和練習，通常都會限制發現的過程，並且造成偏差。然而，我又發現，當人們自由地在藝術工作室裡創作時，工作室的環境結構對藝術表達的過程，有著深刻的影響。

　　我除了與參與者們談論到他們對創造性藝術治療經驗中不同層面的反應外，我也持續不斷地觀察治療的效能，因此，我是基於以下幾項因素的組合來獲得結論：從參與者那裡所得到的資訊、我自己的評估，和來參觀工作室的訪客們對治療過程所作的評價。

　　我主要的研究興趣，一直都是與那些在藝術治療過程中所產生的圖像有關的探究。我希望能提供其他的方法來分析、標記，和解釋那些圖畫。

　　創造性藝術治療的臨床實踐，始終都是我的基本探究模式，它也是能促使我在自己的臨床實踐中，去進行新試驗的主要動力。我堅信，不同藝術形式的綜合運用，將能產生更加生動，並且令人滿意的創造性經驗。就在我首次專注於用藝術治療來幫助情緒障礙的病人，從他們的藝術表達中，去體驗知覺秩序的時候，我的臨床實踐，轉爲去幫助人們發現更具想像力且更令人愉快的方法，來引導他們深入認識自己所創作的圖像。

　　對圖像的解釋，以及用文字說明創作過程中發生了什麼，是在創造性藝術治療裡，對圖像進行回應過程的一部分，但我發現，當我們以這種方式來討論圖像時，我們會遠離創造性表達的領域，和它所帶來的感覺。相較之下，當我們用藝術來回應藝術時，我們將會持續不斷地沉浸於創造性想像之中，而且幾乎全體參與者都會發覺，這種探究模式更令

人滿意且更加明瞭。當他們與創造性表達保持協調時，發現的過程就可以延續，因為各種無法預料的想像力，要靠不同的表達媒材來維持。相反的，口語解釋則趨向於只能強化他們對自己的表達既有的認識。

我發現，當病人有詩意、有創意地對圖像作出反應時，繪畫的治療效果通常都可以得到增強，他們對圖像的藝術回應，使得他們本身的表達更加專注和深入。當然，我們對藝術作品平靜的沉思，永遠都是一種主要的回應方式，但是在一個治療環境中，當我們和其他病人一起對藝術品作出反應時，可能就需要用到其他的模式了。我曾發現，「與」圖像進行想像性的對話（*McNiff, 1992*），是一種能夠有效深化我們在思考作品時，讓情感介入的發言方法。在這種富有詩意的對話中，討論是發自內心的，與那些解析性的說明，形成鮮明的對比。

然而，談論也有其局限性。透過實驗我也認識到，用創造性的動作來回應圖像，將能夠以獨特的方式來增強他們的表達活力和激情，畫家對其畫作在肢體上的回應動作，有時會比語言更能幫助我理解他們真正的表達意圖。由於繪畫是一種動態的藝術表達，創造性的動作比起語言來說，更能建立一種與繪畫充滿活力結構間的緊密和諧關係；相對的，口語似乎只強化了口頭概念的知覺特質。看著藝術家用動作來回應自己畫作的觀眾們，描述了這種與圖像互動的方法，是如何「使得這些畫更具立體感」，同時畫家們也記錄下這個過程，是如何幫助他們身體力行地去瞭解這些畫作。

我們也透過有聲的即興創作、儀式和表演藝術等方式來回應畫作，這些回應藝術作品的藝術方式，建構出種種能夠激發創造性活力的協調和關聯。一旦這種醞釀表達性生命力的整體環境得到建立，參與者便能內化其本質。

最近我已經發現到，在藝術治療工作室中所創造出來的視覺作品，能具備特別有效的威力來刺激儀式、表演和創造性動作，而這些作品則

因此成為道具、法寶和儀式工具。透過臨床實踐者的研究，我們對這些作品的各種不同表達屬性，以及這些作品如何影響和它們互動的人，有了更多的瞭解。

媒材之間的活動，通常會對那些未經系統化研究的表達，產生一種刺激影響，而不同的藝術媒材彼此也會相互刺激。例如，一位美術教師曾告訴我，五年級學生在練習完瑜珈後，去畫出瑜珈的姿勢，能對他們在練習時的表達品質，產生重大的影響。在各種藝術媒材間的協同關係上，要去建立研究方案的可能性是無止境的。

人們不斷地告訴我，當他們以一種儀式化的方法，在一群能提供給表演者協助和安全感的人面前，針對自身的藝術表達作出回應時，將能使自己的藝術表現更加深刻，並且更發自內心。儀式化和詩歌式的表達，並不是依照直線式和文字般的溝通結構來表現的，這種「深刻」經驗的一個基本條件，就是要與那種可散發出重要含意的藝術作品間，未經籌劃過的相互作用。如果表演或儀式是完全經過計畫過的，那麼它的結果就可以預先控制，就不會有機會出現驚喜的意外結果，而這種意外結果正是藝術的基礎。當前，我們對藝術作品的解釋方法，似乎要馬上消滅儀式化或詩歌般的氣氛，然而，對某人藝術創作的想像回應，則能加強神話詩歌般的精神和魔力，而這些精神和魔力，會在我們把自己經驗中的不同領域連結在一起時出現。

在我從事創造性藝術治療的整個職業生涯中，我研究過存在於各種不同藝術媒材間的相互作用。二十多年來，我與Paolo Knill（1995）以及其他同事，緊密地一起工作，來開創不同方法去實踐整合過的創造性藝術治療。早在我體驗到第一次的臨床經驗時，我就已經確定了整合式實踐工作的方向，在那次體驗中，我從頭到尾仔細觀察那些沉默寡言的病患，是如何受到富含表現力的媒材間，不停變化之過程的影響。就像巫師「化身變形」在不同的精神世界之間來回進出，以找回某個人或某

個社區失落的靈魂那樣。我發現,參與表達的全體成員被此間的相互交流,使得人和環境都顯得生氣勃勃。

我在創造性藝術治療方面的研究已經反映出,溝通的媒材是藝術表達得以傳遞的載體。在藝術方面,我們去觀察特定媒材的原料品質,將如何對已被傳遞出來的表達,產生一種具支配性的影響。藝術表達總是由特定藝術形式的結構來傳遞的,媒材並不僅僅是一種用來傳遞思維和感情的仲介,它也是表達過程中主要的參與者。正如Marshall McLuhan所提到的,媒材甚至就像是一份訊息裡頭的第一個和最後一個字母一樣,它是基本的組成要素。因此,藝術表達的物理結構,要求我們要對它進行實證式的研究。我們也可以觀察到,並且去記錄藝術媒材如何影響人類行為的各種明顯結果。

然而,藉任何媒材來表達都會引發情感和想法,但這些情感和想法並不屬於這些媒材中物理結構的一部分。那些具有表現力的行為,總是會牽涉到各種不同構成要素之間的相互作用。一幅畫的創作過程總會伴隨著各種動作、觸摸、想法和感覺,而絕非只是一種純粹的視覺化過程。儘管一幅已經完成的畫,可以透過自身的物理結構來完全的表達自己,但藝術品的創作過程,總是會涉及到各種各樣的感受。我也需要這些不同種類具表現力和認知性的媒材,來回應一幅畫,我在作畫的同時,會竭盡所能的去感知它,即使視覺表現是它唯一的表達形式。

目前,我的臨床實踐者研究,專注於透過動作與聲音的即興創作去回應繪畫。經過多年來視表演藝術應用的探究,來對繪畫加以沉思,進而深入其表達的方式(*McNiff, 1992*),我現在正被直接的身體和聲音之即興創作,或是迷你表演的運用所激勵。

每次我與一組人共同工作,我都是在試驗全新回應圖像的方法,而工作室中的參與者們,往往就是我重新洞悉治療和創造性方法的泉源。我對Paul Newham結合語音的治療工作(*1993, 1998*)十分著迷,

正在探究各種聲音和歌聲感應，是如何能夠回應畫作的活力和表現。Newham覺得高度靈敏化的聲音媒介，使我們進入想像的本質，他描述了人們在即興創作時，總會呈現出動物本能，而這種觀點是要以安全且遵守紀律爲前題來從事表達。

　　我發現，動作和聲音可以傳遞一些只可意會不可言傳的微妙思維和感覺。這些充滿活力和能得到共鳴的溝通，有助於我以新的和深入的方式，去理解一幅畫的表達內容。我用一種更有感情和個人化的方式，通過聲音的音質和動作的姿勢，去體驗畫家的表達。我們對所有的聲音和動作都能當成溝通工具之重要性的認識，將有助於放寬這些對大部分人來說都特別偏好之表達模式的限制。我明白自己的臨床實踐者研究，一直以來都在擴充個人在藝術表達上的局限和障礙，因爲這是我永遠可以找到釋放和傳送最巨大創造性活力的地方。當我與其他人一起在這些領域工作時，我同時也在擴展著自己在藝術表達上的涵蓋範圍。

　　我可以去模仿一個正騎著一輛快速移動的自行車駕駛員的呼吸，並轉而發出自行車的聲音，且把兩條手臂當成兩個車輪一樣快速地轉動。

　　聲音可以用來回應抽象畫。一個人可以用一些表達喜悅和努力的聲音，同時用動作來回應一幅大膽無拘束的畫。一幅精緻的畫可以與微妙、柔軟和重複的聲音相連結，或者我可能會選擇用發出柔和而輕微的聲音，來與那幅大膽無拘束的畫互動，以突顯出某個媒材與另一種媒材相互比較下的表達。所有這些練習的目的，都是要與想像力和其表達魔力進行接觸。

　　最近有一次在工作室中，一位畫家正在一邊作畫，一邊即興地唱了起來，而參與研究的小組則在一旁觀察，小組的一名成員被歌聲所吸引，於是便嘗試跟著唱。我們之後討論過，這樣的共鳴可以增強或柔和歌聲，如果有兩個以上的人一起開口回應那位畫家，整個小組甚至都可能會因此跟著唱，而成爲一個合唱團，所有這些回應將能強化和支持畫

家的藝術表達。

　　這個來自我藝術工作室的例子，暗示了臨床實踐者的研究是如何帶領出治療技術的革新。在我早年作爲一位創造性藝術治療師時，我保留著我在每個療程後所作的詳細紀錄。當我重新回顧這些紀錄後，我注意到自己的治療方法有變動的部分，也有一直保持不變的元素，而這些元素最終成爲我獨特工作風格和方式的基礎。我也保留著一大箱病人所創作的畫，在我早期所有關於藝術治療過程的出版物和理論陳述，都是以這些視覺資料爲基礎。我的藝術治療工作室完全被用來專注在研究上，這對治療的完整性並沒有任何妨礙，相反的，我實際發現到，我的研究興趣，提高了自己在從事藝術治療時所發生之事情的觀察和注意。

　　雖然現在我不會對自己所主導的每個療程都保留大量的筆記，但無論何時，只要在治療過程中發生了某件重要的事情，我一定會進行書面記錄。事實上我覺得，創造性藝術治療的日常工作，比較像是一種實用的研究論壇，而不是經過策略性設計後的實驗，儘管後者無疑地在某些特定的藝術本位研究領域中扮演著重要的角色。臨床實務會繼續成爲我研究的基礎，我還在不斷地改變，並且試驗一些把各種不同的表達模式組合在一起的新方法，其目的是要增進工作室的活力和想像力。

　　我所描述的研究活動，永遠要把創造性藝術治療實踐方法的創新成果，擺在第一位。我進行試驗並評定什麼對人們有用，什麼最能成功地獲取想像力，什麼能夠最有效地把有困難和具威脅性的感覺，轉換到令人滿意的創造性表達中去，以及工作中的什麼特性，指出了未來需要進一步探查的方向。

　　在我的臨床實踐者研究中最困難的經驗，就是因爲公開引用研究過程裡其他人的創造性表達，而感到不安。儘管我已多年不曾在我的出版物和講座上展示其他人所創作的藝術品，仍有一名婦女對我曾在一個公開論壇上引用到她的夢，而譴責我。雖然我覺得在某種程度上，沒有人

能夠真正去擁有一個夢，況且夢一旦被說出來，就已經算是公諸於眾，人人都可以獲得，但我仍然覺得自己侵犯了別人的隱私，「使用」了屬於別人的某種東西。這種對隱私權的尊重，引發出許多涉及到在治療學歷史上對病例研究的爭議，我們每一個人都必須找出辦法，在蒐集研究資料時，也要顧及病患的權利。

我在早期有關病患的藝術作品出版物和展覽中，那些強調他們在患病期間的藝術成就部分，讓我感到舒服自在，因為這些研究成果顯示了病患們個體的才智和美學方面的潛力，以及集體的人性精神。然而，在展示別人的隱私表達內容時，即使出版權已簽署，姓名和其他識別資訊已保密，並已辦妥個案研究的所有手續，我從來都不覺得舒服，除了是因為要保障個體病人的權利，我對那些圖像本身的保密性也很敏感。

在這些爭議中掙扎了多年後，我開始發明了一些方法來呈現藝術本位的研究資料，並避免以任何形式來利用他人。我的第一項發明很有古典式的藝術感，那就是使用自己的實際經驗為基礎，去虛構出一個病例研究。我深知這樣的病例，在展示治療過程中所發生事情的文字說明上，與實際的臨床紀錄一樣能達到效果，而Freud就很懂得利用這種技巧。

在我寫《藝術治療的基礎》（*Fundamentals of Art Therapy*）（*1988*）這本書時，整個第一章從頭到尾都是我與一位研究生的談話，這位研究生其實就是我把身邊所有共同工作過的人組合在一起，然後創造出來的一名虛構的人物。這種作法除了可避免具保密性的爭議之外，虛構的方法能給我更廣闊的活動範圍空間。在這個虛構的陳述中，我並沒有引用到別人的藝術作品實例，因此，我對於要討論些什麼幾乎沒有任何限制。

藝術作品引發了一種導致複雜化的因素，儘管我們無疑地可以在公開演講時去虛構出來，就像我透過虛構故事來創造出一個角色那樣。

藝術作品本身和講述其中的故事，只會加強創作者對所描寫的人物、狀況和方法加以認同。當創造性藝術治療師全心投入到虛構人物的創造中時，我們在藝術治療訓練和研究這兩方面，將無庸置疑地都會產生許多其他的優勢。而我們就是要利用這些優勢來加深我們的移情能力，以及對發生於治療情況下不同經驗的理解能力。

虛構的病例研究也可以是超越當前臨床工作中，普遍存在沉悶的徹底寫實主義的一個好方式。創造性的故事打開了檢視治療情況的新途徑。這些敘述使我們能夠去從事一些在實際的治療實務中不太可能做到的事情，當我們全心投入到想像的空間中，並且去研究它的可能性時，實施治療的各種新主意和新方法就會不斷出現。藝術的思考就成為發現的基礎。

那些堅持對個案的經歷進行真實描述的人，可能需要考慮到，臨床紀錄所呈現出來的東西，到底能有多大程度地真切反映出病人的生活。儘管敘述性的形式要求我們把治療歷程往這種結構裡套，我們卻仍然相信自己所提供的是逐字精確的敘事報告，並且要挑選出那些能適合其獨特呈現資訊方式的題材。

我不想去質疑在督導中、在課堂上與學生們一起，或者在臨床研究過程裡，對實際病例的題材進行討論的價值。無論何時，當我們要在公開論壇上發表私人的或特許的病例材料時，我們都要更加留意到它的保密性。

我還想強調的是，虛構病例在臨床上和具保密性的教學情境中，可以被當成是一種教學和研究的工具，同時在這些情境裡，真實的病例材料也將能被討論。這種虛構是一種基於藝術的探究模式，它可以幫助我們獲取治療經驗中的不同觀點，而這些觀點也許在實際的情況中是無法取得的。當我們看見自己正在研究創造性過程和創造性想像的治療力時，我們意識到，這種現象並不只局限於一個人的真實生活經歷而已。

　　在我不斷為維護病患保密權的爭議，以及在我的研究裡使用到他人藝術作品的困難中掙扎時，我突然想到，可以在我的研究中使用自己的藝術表達。我曾經描述過自己的藝術實驗，如何使我能夠「第一手的」對創造性過程的治療效果進行瞭解，而不是永遠在描述別人的藝術經驗（*McNiff, 1992*）。但當我意識到自己的研究對象，其實是藝術表達的過程和在這個過程中所產生的東西後，我對藝術本位的研究探討，有了最具決定性的轉變。我不必把自己的研究集中在對他人的反應上。藝術的體驗、媒材、表達模式和影像，都能成為是在我的研究裡，被檢驗的現象。

　　當我以藝術的過程來研究自己的經驗時，我可以去冒險、討論私人題材、直接表達感受，以及在展示研究環境內所發生的事情時，比較不受限制地活動。我不需要獲得許可就可以展示自己的畫作，並且可以用一種我感覺在描述別人的經驗時，不可能使用到的方式來在過程中展現真我。有一點我必須強調，那就是對於他人在想什麼、感覺到什麼，以及說了些什麼的病例描述，永遠都是二手的，同時我也發現到，藝術創作的經驗和這種經驗是如何影響一個人，都是我需要加以理解的。

　　我的研究著重在自己該如何才能更巧妙、更富有想像力地與創造性過程合作，這裡面包含了些什麼療效？我怎樣才能最有效地去獲得它們？

　　我假定一旦自己取得了這些知識和技能，我就能夠運用到其他人身上去。我覺得利用過程來作研究，事實上能夠在與實地從事治療活動有某種程度的區隔中受益。

　　當我開始有意識地把「創造性過程」視為是一種自主力量和思考目標時，我在指導碩士研究的經驗上，有了重大的進步。

　　每位研究生在自己的論文寫作上所下的功夫，都能分別脫離過程成為獨特的實體，而單獨存在。在這方面，藝療實習生就像心理分析訓

練中的候選人那樣，受益於自己在學習某個被研究過程時的個人實際經驗。運用到藝術媒材和其動力的臨床實踐者研究，將會幫助我們在與其他人一起工作時，變得更加熟練和能幹。

我們並不是要把創造性藝術治療經驗的每個層面，都包含到一個臨床實踐者的研究計畫內。我可以在我的研究中去檢驗藝術的過程，並在單獨的訓練階段裡，努力提高自己對他人敏感度的能力，我相信，當我們重回到創造性藝術治療的臨床實踐時，各種不同的因素會彼此合作。

除了把創造性過程理解為是一種自主力量會帶來好處外，正在受訓的治療師，還能可以得益於不必去考慮別人的需要，而把自己全心全意地投入到與這門學科的互動上。當我們把創造性藝術治療研究，僅僅應用到與其他人共同合作的臨床工作時，別人的福利永遠要優先重視，如此一來，我們則無法隨意的把創造性過程當成是自己的首要考量。

從多年來教育創造性藝術治療師的經驗中，我已經確信，運用創造性過程的影響力來進行第一手的研究，是職業訓練的關鍵，也是通往專業的必經之路。在我的經驗裡，曾經有位學生在她的論文研究過程中，體驗到與「相信過程」這種意識最強烈的衝突，然而，她的反抗和掙扎最終使我對於創造性藝術治療這方面的理解，提供了最大的貢獻。

在整個學年的課程期間，我與這名學生一起共事，我因此能夠去觀察到，是什麼原因令她在與創造性過程中往往會產生的不安和情緒低落等現象相糾纏。身為她的論文指導老師，同時也是支持這種探究方式的專業人士，我也陷入了這種伴隨著衝突、脆弱感，和不確定性而出現的移情和反移情作用的惡性循環之中。從這個角度來看，以過程為中心的研究，要與治療師和病人之間的關係，以及病人與藝術體驗之間的聯繫保持一致。如果在純學術的環境條件下從事這樣的研究，這種類型的論文研究，同時挑戰了藝術家研究者和他們的督導。然而我與學生們用這種方式共同工作多年的經驗指出，這種過程的好處是與學生和督導雙方

所付出的情感努力相對稱的。

從藝術本位研究這個觀點所產生的學習，主要在於把創作過程當成是一種自制力的重要性。這種有關創作過程的觀點，在治療實踐中也有著相應的重要性。我已認識到，自己身為一位治療師同時也是研究督導，理應潛心於建立一個安全且令人鼓舞的空間，讓人們可以在其中得以用創造性過程，來經驗自己的私人關係和歷程。透過我對創造性過程的親自研究，我對眾多不可預測的情形有了更多的瞭解。我認識到，我愈是信賴創造性的過程，我就愈能為我的學生和病患所遭遇的個人問題提供支援（*McNiff, 1998*）。

那位教會我創造性藝術治療最基本要素的研究生，把她的全部精神都投入到論文研究中去，而當她在錯綜複雜的創作情形裡迷失時，她的表達就轉變成為憤怒的哀嚎，她覺得絕望、困窘，並且常常衝著我發洩她的憤怒。我感覺到，她在自怨自艾地說：「我信賴他，我為這個研究奉獻了一切，但我現在的狀況比開始時更差。現在已無路可走了，我空虛，我在浪費時間。當初我就應該選擇那些比較能預見且更有計畫的事情來做。我希望有人可以告訴我該做些什麼，我需要一個可遵循的準則，需要一些確定的、有規則的事物。」

可是，當這位學生通過了她的論文研究的煉金過程中嚴酷的考驗之後，似乎可以看得出，藝術蛻變的正面效果，在很多方面都是與她在這個過程中所付出的精力成正比的。藝術探究是極少會遵循一條直線式的明確路徑的，她的研究就好比是巫師的啟蒙儀式一樣，她要從這裡開始深入到變化無常的創造性過程中遊歷，以從中認識並理解這樣的過程。在創造性藝術治療中，我們有一種傾向，只去強調創作的正向觀點，而不會過多地談論到毀壞、崩解、不確定性，以及藝術煉金時的支離破碎，但這些都是這個過程的基本成分。我們並沒有給予這些陰暗面足夠的注意，因為我們是如此忙碌於盡力去為病人們做好事。如果我們親自

投入到藝術本位的研究裡去，我們就能體驗到創作的深層變換，如何讓我們對自己和本身的生活方式，進行如巫師入定般或酒神狂亂般的解析。就像上述關於巫師原型的例子那樣，我們除非親自去經驗，不然我們怎能認識到與這些過程有關的其他事物呢？藝術本位研究可以視為是藝術治療實踐的入門。

如果我們把對「過程」的參與當成是一個研究對象，對於音樂治療、舞蹈治療、戲劇治療，以及其他不會產生出固定實體的創造性藝術治療形式來說，特別有用。藝術治療在創造永久性藝術作品方面的優勢，也會導致一種我們對作品進行分析和貼標籤的傾向，然而這種傾向，在其他的創造性藝術治療法中並不具有像這樣的強烈特質。因此，藝術治療可能需要更多「以過程為取向」的研究，來充分瞭解它的全部潛力。

過程是一種可以被所有藝術形態共用的力量，它是一種讓我們能使用相似語言來進行溝通的共同考量。如果我們進一步把過程視為是研究目標來看待，我期盼，各種創造性藝術治療領域可以更傾向於把自己看作是相互協調的學科，並緩和目前存在於各種藝術形態之間的孤立分離狀態。我在前面所提到的研究生，她是一位音樂治療師，她同時還運用到詩歌、繪畫、動作和表演等形式。我覺得她對過程的強烈專注，可能已經成為一種想要努力把她全部的身心投入，把所有的藝術形式結合成一個整體的表現。

在我的藝術本位研究課程裡，藝術探究成為從論文過程中去發現研究主題的主要媒介工具，例如我會問：「你在生活中正在經歷的，但又視而不見的主題是什麼？」我們運用不同的藝術形式，來作為鼓勵學生去開展主題並充分發揮的管道。即使學生對於論文的主題將會是什麼，已經有清晰的感覺，藝術的試驗過程，總會對研究帶來新的方向。介紹一個更具代表性的例子：人們在事前對自己將要做些什麼，已經「很有

把握」，但往往會藉由自己的藝術表達，而發現到另一個方向。在此方面，我們發現，把藝術的方法作為是構思論文的一種手段，是很有用處的。

藝術過程通常會揭示或展現，某些與理性思維的想法很不相同的事物，學生們喜歡聽到我說：「如果你去寫作、歌唱、行動和表演，它就會出現。」全心全意投入到創作過程中去，已經成為是藝術本位研究的基本條件。

在我指導的碩士論文班上，繼續把藝術的運用當作是一種探究模式去進行研究的時候，一個相互合作的團隊成為這項工作的主體。十二名團隊成員，每個人的工作都密切相關，而不是各自只作單獨的研究專案。這個團隊就成了一個創作過程的實驗室。大家共同的協力創作出具探索性的藝術作品，互相見證彼此的藝術表達，且不斷提供回饋及支援，並共同地從彼此身上得到靈感。因為藝術本位的研究通常會包含相當多的不確定性和創作風險，當我們在經歷這樣的過程時，最好能與其他對在這些挑戰中客觀而普遍的本質有正確認識的人合作，如此，我們才能毫無疑慮地知道，這些種種的困難只是「過程中的一部分」，是不可避免的，而並非僅僅只是自己個別的苦惱。

一旦學生決定了某個論文主題，我們就會繼續去運用藝術來探索如何建構出一種探究方法，這時，表演藝術就特別有用。根據我對表演藝術在治療應用上的瞭解（*McNiff, 1992*），我會鼓勵學生們，只就他們想要從事什麼來計畫一個基本主題，而表演空間則不可避免地成為新主意的發源地。洞察力源自於過程，緊張、怯場和期望都會導致我們對創作過程能量的重點關注，然後產生出令人預料不到的結果。在這裡，我所要強調的，是一種能對從表演過程中所呈現的力量和洞察力作出回應的學科。這些實驗說明了尊重不確定性並且信任過程，對於藝術的探究來說是多麼的重要。

　　這些對創造性過程的調查，也同時闡明，學術研究並不是我們在某個研究所訓練課程裡，或某個研究法科目的期末作業時，唯一所做的事情。其實，學術研究就是創造性藝術治療的日常實踐，以及在研究生訓練課程的每個部分中所反映出來的一種持續進行的形態。臨床實踐者的研究模式說明了學術研究是如何成為一種存在於這個世界的方法、一種實踐的方式，以及一種檢視經驗的途徑。我們在正式的研究課程、論文方案，和博士論文中所學到的，最終都是要進一步的去將臨床實踐往前推動。

　　當我在《藝術心理治療》（The Arts in Psychotherapy）期刊上，讀到一篇我之前研究所學生Stephanie Grenadier所寫的文章時，我覺得這是我在職業生涯中最開心和滿足的時刻。這篇文章道出了我在整個生涯中，與學生和病患們每天一起努力的研究精髓。Grenadier寫到：

> 當我們放棄了目前有標準可循、清晰的精神創傷理論配方後，我們把自己推入了一種找不到答案且目標不明的複雜混亂狀態。我們不再領先，我們只能跟隨，卻無法真正知道要被領向何方。但是我們有信念，自己內心深處堅信前方需要些什麼，或將會出現什麼的信仰。信念不是科學的，它樸實無華，不傲慢自大，但它有著自己的力量。（1995, p.401）

　　我知道Stephanie Grenadier所說的，都以她的經驗為依據。她對創造性過程的確信和對它的力量的信賴，是基於與病患、她自己，以及藝術創作間不中斷的實驗。創造性藝術治療所有領域中的研究和實踐，不斷地相互交流和彼此支援。研究的範圍要擴展到去包含我們在藝術過程中的經驗，並加上我們與其他人一起擁有的經歷為題材的實驗，這樣的擴展，將能在這方面的研究裡，開創出一個具深度的新時代。整個藝術

治療研究領域曾經缺少的一環，就是要不間斷地深入到創造性過程裡頭，以及對藝術媒材進行第一手直接的探究，這些媒材能被用來促進與他人共同合作的實踐和研究。這種前後相連的教育環節，應該在我們的訓練課程中受到鼓勵，並且成為終生實踐的基礎。根據新學科需要創新的探究模式的這種觀點來看，我們不能再忽視、省略，和貶低創造性藝術治療師們在創造過程中所作的直接研究。

藝術創作的「過程」與記憶、想像和創造力一樣，是不能只透過觀察一個人的行為，而歸納出多種元素之間複雜的相互作用。因此，我們需要去發明一些研究方法，而這些方法能包含所有我們想要研究主題的每個層面。就像今天的物理學家探索一種新的量子邏輯那樣，創造性藝術治療界需要真正去認識到，「創造性過程」是一種充滿生氣的力量，許多結果都是從一些不可預測的方式中衍生出來的。這種創造性浮現過程的方法，顛覆了以控制和可預言性為基礎的傳統科學邏輯中最基本的原理。

由Max Wertheimer所進一步提出的經典完形心理學中的問題解決策略，對於以過程為基礎的研究來說，可能會有幫助（1959）。Wertheimer論述了創造性的問題解決，如何鼓勵對某種情況進行全面結構性的理解，而並非只遵循一套直線式的規則和方法學步驟。當我們領會了某種情況的結構，以及其中影響力的流動後，洞察力和解決方案也就會隨之產生。以創造性藝術治療為例，許多結構性的影響力都是流動的，無法用來作出視覺或語言上的分析，我們只能親身去感受，憑直覺去體會其中的細微差別。藝術治療過程會用一些無法藉由線性步驟和邏輯規則來追蹤的方式去流動，至於我們之所以不能察覺到這種流動性，我們可以把困難歸究到自然科學的有限想像力上，而不是去批評它的狹隘眼界。

儘管傳統的以實證為依據的自然科學，把自己定義為是反對去推測

那些並非確切存在的事物，但自然科學仍然可以證明自己，在尋找創造性過程中複雜事物的研究方法上，它是一個重要的同盟者。創造性藝術治療需要與科學思想中最具有想像力、最高級的血統結盟。我們為什麼不考慮去「接觸」那些尚未被完全開拓出來的科學領域呢？這樣的邊緣領域，正好可以儘量拓展出我們對於現實的看法。為什麼我們寧可把自己限定在行為科學裡較狹窄的範圍內，而不去效仿物理學的方法和思想呢？創造性過程的複雜性、矛盾現象，以及細微動作，只能透過對與它內部結構產生共鳴的研究方法，才能完全調查清楚。

　　文學作品可以像物理學那樣，產生出與創造性過程的動力和頻率相呼應的認知結構及溝通的方法。在我與研究生們所共事的創造性藝術治療研究工作中，我始終如一地觀察到，他們是如何自然地求助於詩歌的表達，來傳遞他們創造性經驗的複雜性。實證心理學的語言和思想，與他們在創作過程期間所體驗到的內心狀態並不相符。直線式的心理學思維，只能分析創造性表達中那些適合其框架要求的觀點，依照Wertheimer的思想，它傳遞不了一種對正在經歷之情況的整體結構感覺。

　　Leonard Shlain覺得，我們可以透過藝術創作把物理學家也難以闡明的最複雜想法表達出來，所以他認為「藝術比科學更有先見之明」（*1991, p.42*）。藝術家和科學家都會從某個起點開始創作，Shlain把這個起點視為是一種能連接所有想法的集體想像力。

　　當學生們能更深入地涉足到創造性過程的錯綜複雜中，並與研究旅程裡不可避免的挑戰進行對抗時，他們將能以詩歌般的方法去觀察，並且去表達自身經驗的信心就會變得更加堅定，於是我們開始能看到那種與神話詩意般相平行的文化傳承。雖然神話的思想和故事，包含著自相矛盾、複雜性，以及持續的變動，但它可能比我們所想到的，更接近尖端科學的方法。

在某些情況下，這種方法建議我們，不如回歸到在科學之前的遠古時代，那種對神靈信仰的撫慰和堅持，這樣的評論雖然有點道理，但我們現在正用一種新的關於精神的科學架構，去回顧歷史，這種架構比起古代的實踐更具鑑賞力。現在的科學只專注於理解並支持大自然的智慧，再也不會試圖去控制和支配她，這就是探究的精神，它必須遍及於創造性藝術治療研究的各個層面中。藝術提供了我們才正要開始獲得的古早自然藥方和蛻變的力量。

身為創造性藝術治療師，我從來沒有遵循過科學治療的嚴格規則。我以更有詩意的方式來看待生命及治療方法，並接受美學價值的指引，我「供養」並「維持」一種生命的過程，並「堅信」它會找到回歸自然、脫胎換骨的結果，而這種結果是無法預先計畫的。我是治療空間的「守護者」，而治療空間就是達到具治療性蛻變的首要動因。

今天我的臨床實踐者的研究，關注於各種組織團體及單獨的個體。我已經在一所大學裡地擔任了三年的教務長，並努力在這所大學裡，把從創造性藝術治療研究中所學到的經驗加以應用。多年以來，我都在渴望把創造性藝術治療的原理，擴展到社區和公共團體裡，其目的是要檢驗用美學的方式，來解釋藝術治療經驗是否能夠促進生產力和集體創造力。我曾得到一個新的機會，在這個職位上去進行臨床實踐者的研究，而這個機會使我能夠去測試一位身為資深領導角色的想法。一直以來我總是堅信，我們在創造性藝術治療中所學到的東西，必須在最終要回饋給這個世界，而研究這些可能性的最佳方法，就是透過專業的實踐和應用。

當我持續進行我目前的計畫時，我每天都會遭遇到一種如Stephanie Grenadier所稱之的「一種找不到答案、目的不明的複雜混亂狀態」（*1995, p.401*）。我繼續堅持作為一位創造性藝術治療師而全心投入，同時還要行使一個教務長的職責。我正在探索那些從我的學科中

所提取出來的核心原理，是否能夠應用到機構團體的生活中去。

這些原理包括：為他人創造並維持一個安全的空間；開放地參與並具創意地轉化衝突；把病理和症狀看作是暗示病患本身應尋求改變的重要訊息；讓他人自告奮勇地表達自己；相信人們在獲得機會、資源，以及適當的督導和支持時，都會努力使自己和自我的表達更加完美；傾聽、見證，並注意他人及其創作的影像；培養組織團體的創造性精神；展示他人的創作；還有最重要的一點，在艱困時刻要堅信過程。

我確信，這些創造性藝術治療理念，能適用於公共團體的生活，而且到目前為止，我的實驗都一直支持著這個信念。就如我過去的一個學生Grenadier所說的：內心的想法帶領著我，而我跟隨著，但不確定知道將會發生什麼。我希望這個新奇的實驗，能產生一些有意義的結果，創造性藝術治療師要能意識到，除了臨床實踐之外，我們還能去發現新的方法，來把自己的學科應用到這個世界上去。

我渴望著提升創造性藝術治療師長久以來被忽視的邊緣身分，並且能找出方法，把我們所作的研究灌輸到主流社會中去。我的另一個研究生Bob Gilroy在完成了創造性藝術治療的碩士學位後，繼續前進成為一位基督教牧師，他現在透過藝術來引導信徒的心靈方向，並為我們的學科實踐和研究，開創出一個應用的新領域。

由於我總是對藝術的過程感到首要的認同，所以我對於創造性藝術治療不被醫療科學及其研究方法所認同，一直都感到不滿。身為一位創造性藝術治療師，我想把我的學科與日常生活中的所有方面都聯繫起來。我意識到，大部分的創造性藝術治療師會在比較專業的環境中繼續實行自己的技術，但我所感興趣的是，如何盡可能的研究出最廣泛的應用方式。我要消弭這樣的一種假定：我們在創造性藝術治療中所作的雖然有趣，但始終擺脫不掉那種令人覺得與生活隔離的另類形象。我用來達成這種目標的方法，是要透過實際生活來作實驗。我的研究主題是從

個人到家庭、社區、機構，並逐步在其生活中，去實現創造性和治療上的轉變。人世生活裡的日常實踐，就是研究這些現象的實驗室。

第二部分

藝術治療研究的回顧

探究的博大精深

　　如果我們從一個廣闊的角度去探討藝術治療，把研究定義爲一種受過訓練以深入到臨床實踐中的探究方法，那麼在這個領域裡，已經出版的所有學術雜誌和書籍，事實上都可以被包含進去。回顧藝術治療領域中最早出版的文章和書籍，我們可以發現，這些文獻中充滿了一種明確且野心勃勃的研究特性。在二十世紀後期，許多不同類型的研究與治療中日益系統化和專業化的藝術應用相互結合，這些研究活動包括：病例研究、歷史病歷、藝術溝通方法的理解嘗試、不同種類藝術表達的分類、使特殊類型的藝術表達與不同的心理狀況相互關聯的努力、建立療效的嘗試，和找出介於古代與現代用藝術來從事治療之間的關聯性所作的努力等等。

　　當我們目前更直接地專注於自己專業發展中的研究時，我們有必要去認同，那些前人爲藝術治療學科打下基礎的重要成就。他們先驅式的研究和發表的成果，留給我們重要的遺產，而我們當前的研究就是從中發展出來的。研究的價值總是要由以下準則來評定：研究本身的表現和

說服力，對學科和整體世界作出貢獻的研究結果，以及為未來的研究創造出新論點的擴展能力。對於所有這些基準，藝術治療先驅們的探究方法和出版物是最具有影響力的。

由於先前藝術治療師們創先鋒的研究，是根據那些他們在臨床工作中所自然產生的研究方法來進行的，而不是依照實證科學的主流學說，所以人們曾下意識地認為我們所進行的研究不夠專業。如果依據行為科學的那些標準，僅僅把我們的研究，偏頗地只看作是在產生和檢驗可以量化的資料，我們就會因此而忽略了那些調查研究的重要性，然而，這些調查研究正是創建出我們專業的基石。

我不否認，研究的價值與那些被學者們和專業團體所推崇之研究程式的應用密切相關。除了執行那些符合當前行為科學研究標準的探究方法之外，我感覺，我們也可以得益於努力去教育學術團體和我們本身，來理解自己獨特的研究傳統和方法。以往，藝術治療研究是有系統、嚴格的，並且要很敏銳地與各種實物證據保持一致，更要很有說服力地表達出來，還要用那些能符合研究目標的方法來實施。

進階的研究員都會教導初學者，要使用那些從他們的學科環境下自然浮現的方法，而拒絕那些方法學教條。這種作研究的靈活取向，可以從C. Wright Mills所給予年輕一代研究員的建議中反映出來：「要避免任何僵化的程式套版……讓理論和方法再次成為研究技術的一部分。」（*Mills, 1959, p.224*）

諷刺的是，藝術治療這門在研究上容易表現出不適當感覺的學科，反而可能更接近Mills所讚美的臨床實踐者研究的理想。作為一門比較新穎的學科，我們仍然不得不去「改進」而達到一種境界，好讓那些專業研究者，把研究的過程從「技巧的實踐」中隔離出來。在犯下一個試著去成為不是我們真正需要的錯誤之前，我們可能要重新考慮，我們的專業是否已經準備好，去迎接Mills所宣導的回歸社會科學。對藝術治

療中的創新和全面研究來說，首要的障礙就是，我們自己缺乏能力去欣賞在我們獨特的臨床實踐中，不斷浮現出來有關理論和方法的研究技術。要建構出一種更具全面性作研究的方法，其中最重要的一步，就是要對現有方法之深度和智慧的認同。

在藝術治療文獻中，由於自從1980年代以來，愈來愈多研究所的課程已經逐漸成熟，許多的「研究」計畫在當時被開始提出來，這些研究所課程，是為了根據實行傳統心理健康的研究所需要的心理學，和其他既定方法的研究要求而作調整的。這種幾乎獨斷式的要取得心理學和醫療領域之研究傳統的認同，正是導致為什麼我們無法完全地欣賞到在自己學科中，不斷成長的研究成果的主要原因。

藝術治療的原始探究方法的特性和範圍，是否已經被這種把研究視為是一種蓄意目標的新焦點所改進呢？對此進行認真思索是一件很有趣的事。如果研究活動少些制度化，而更徹底地與實踐相結合，也許就會更加多產並且更具想像力。

與其他專業學科中的情況一樣，我們對藝術治療研究不斷增長的興趣，總是趨向於將研究和實踐區隔開來，因為我們通常都把研究假定為，是一種只能由專業研究者來從事且高高在上的學科。我把那些藝術治療界的先驅們，視為是努力要讓公眾更深入地理解藝術表達療效的臨床實踐研究者。這些先驅們記錄並且出版了他們的觀察結果、資料，以及有關對自己正在進行之工作本質的理論結果。早期的發現大部分是描述性的，並且與當前所謂的行為科學研究的質化研究方法相吻合。

我建議這樣看待藝術治療研究傳統的基礎：研究應該也要包括那些可能不是有意識地以「研究」的形式來實行的活動。這種包容性對於我們現在努力擴展研究機會領域，會有很大的好處。在我們的文化中，對「研究」之實證主義的偏愛，導致了一種傾向，而這種傾向，就是把研究活動看作是得在實驗室裡發生，並且要接受量化分析的事情。大家都

趨向於把研究的定義限定為，要經過受到控制的科學研究調查下，刻意的去計畫、執行，並呈現出的專案。

我比較願意看到藝術治療界去採用一種具包容性的研究定義，這種定義能表達出一種對藝術治療經驗的開放感覺。我們正在研究的到底是什麼現象？藝術治療是不是可以被現有的心理學概念，以及被流行的心理治療定義完全包容的一種過程？

我們的藝術治療學科中，有許多人都覺得，藝術創作和那些構成創造性過程的活力，就是藝術治療應用的基本要素。如果治療的實踐是由這些基於藝術的原理去指導的，那麼研究活動就應該與那些正被研究的過程，以及美學的現象相對應。我要冒昧地說，藝術治療經驗的許多本質特徵，都是與臨床實踐密不可分，所以，一個人如果不是完全投入到某種實踐裡頭去，即使他透過再深刻的研究，也難以取得什麼顯著的成效。一種能深入到經驗本質中的精煉洞察力，要求研究者要具備相對應的敏感度。

我們對於有關藝術治療研究定義中，一個主要在觀念上的混淆，就是許多人都覺得，「研究」是一種只能由那些擅長於這種工作，並且比較全職的專業，或在學院中的研究人員，去實施的行為。在醫學、工業和學術心理學方面，這些專業研究員，都可以得到政府補助或投資的支持，而這些補助和投資是用來支援那些希望能改善服務，和／或提高收益的技術創新。由於藝術治療到目前為止，一直都被專斷地視為與醫療和心理實證主義的理論及實踐模式如出一轍，於是產生了這樣的一個假定：「研究」僅限於那些屬於較狹隘科學領域內的行為。

我們有紀錄可以說明，藝術治療自誕生以來，在臨床實踐上的主要創新和進展，並不是來自於那些專門只作研究的人。然而，我們還繼續強調需要按照這些傳統觀念來進行研究，同時對那些真正的研究活動始終視而不見，事實上，這些研究活動在藝術治療師首次出版的著作中就

已經被執行了。我們仍然還沒有找到一種能把我們專業中真正的創新，當成是研究來看待的方法。

Donald Schön這位深思熟慮的臨床實務工作者，在藝術治療研究中，就是一個更真實的典範，他堅持不懈地對實踐領域中所出現的所有事物，進行探究（*1983*）。我們也可以把這些臨床實務研究者的模範生名單加以擴展，進而把那些在藝術工作室中，以持續性探究過程為基礎，來從事實務工作的創造性藝術家們包括進來。

在目前藝術治療中，還有許許多多的例子，讓我們能夠建構一套研究傳統，這個傳統是以先前在此學科內的重要實務工作中所產生的探究方法為基礎的。我建議，與其為了適應學術研究的陳舊定義，而放棄我們的原創經驗，不如重新探討之前我們已經完成的工作，其目的是為了要提煉出，那個尚未被宣告的研究基礎。這樣的研究調查，將能與藝術治療經驗的觀點保持一致，因為它是從無意識的交流溝通中，去發現真正涵義。在科學的發現歷史中，主要的創新，常常是在探索活動的既定意圖之外出現的，研究藝術治療的實務工作和出版物的歷史，將能鼓舞人們全心投入地去研究這門專業的核心特質。

我相信，一種對藝術本位研究取向的開明定義，總是能表現出藝術治療實務工作的特質，以及對這些經驗進行深刻思考的文獻特性。

我覺得藝術本位的探究，並不只局限於研究者為了調查藝術治療過程中對藝術的實際運用，藝術本位研究法還包括了運用創造性過程，作為理解經驗的一種方法，而且，它是藉由與藝術治療實務工作間的密切關係來定義。除了實際的創造性表達之外，藝術本位研究還可以包括：對藝術治療實務工作的描述、為了要達到理解藝術創作在美學和心理學方面的重要性所作的思考、對一個人及其藝術創作過程之間關係的調查、對藝術治療環境的研究等等。在所有這些研究項目中，藝術都被當成是一種用來理解和獲得治療性蛻變的主要方式。

　　我們對藝術過程和現象所作的思考，是藝術本位研究的一個主要部分。這些探究方法與傳統的行爲科學研究的區別，是在於藝術本位研究不會把藝術的表達，解釋成爲一些根源於藝術表現或藝術治療實務工作領域以外的理論。以藝術爲本位的研究，把實踐藝術治療的方法，作爲理解其重要性的基本工具。由於整個藝術治療專業，要以人和圖像之間經驗性的互動爲基礎，我們的研究興趣從來不曾離開過藝術的過程。

　　我們對藝術本位研究的基本投入，是直接發源於藝術治療的主流思潮。Judith Rubin曾一貫主張，藝術治療的核心理論，將會「從藝術治療本身中浮現」（1987, p.xvi）。Harriet Wadeson也表達過，希望「創造力是藝術治療專業的本質，它將成爲用於探索人類現狀的新方法」（1980a, p.331）。雖然這兩位藝術治療前輩，都尊重到我們能從行爲科學家身上學到的東西，但正如Wadeson所說的：「我們對於透過藝術表達來進行溝通的這個特質，卻不具敏感度。」（同上，p.318）來自其他學科的想法，永遠都會幫助我們去發現自己專業的獨特性，以及那些我們與他人所共同分享的特質。藝術治療已經是在理解他人、容納他人的影響，和尊重他人的貢獻等方面如此成功，今天我們必須要充分發掘並表現出自己與衆不同的資本，來和這個優點相得益彰。

視覺影像和經驗
的展現

　　在討論最近的藝術治療刊物中所論及的研究議題之前，我希望先在本章中說明，我們如何可能在各種具有不同特色的藝術治療實踐方法之間，找出其共同性質。我的目的是爲了要呈現出，我們如何用統一而非隔離實務工作者的角度，來觀察這門專業內的所有事情。

　　單一的研究論點，不可能詳盡說明我們所從事的各個層面。然而，觀察每個可行的藝術治療實踐和研究方案，最終會如何反映到藝術經驗的自然現象上是頗爲有趣的，這些現象包括：藝術作品、如何創造出作品的過程，以及治療師和患者之間的微妙關係。無論我們的藝術治療理論取向，或陳述治療的方法有多大的差別，我們都有義務一起在某種治療關係中，去投入和創造出具體的視覺影像。我們都傾向於在學術報告中呈現圖像，並且也利用它們來反映治療成果。我們也同樣的提供敘事篇幅，去描述這些圖像是如何被創造出來的、它們與創作者之間所產生的情感有何關係，以及它們在一個特殊的療程中如何浮現。

　　有一個存在於核心現象內的基本方針，這個方針將藝術治療實踐中

的所有部分都結合在一起。我們也可以說，所有藝術治療的方法，都是
「現象學」的大範圍延伸，爲了達到充分的臨床實踐目的，我們總是致
力於呈現視覺資料和描述治療經驗，意圖讓這些資料和經驗，盡可能的
自我表達。

　　許多藝術作品，在構成藝術治療發展的基礎研究中被呈現出來，舉
個例子來說，Margaret Naumburg 較早期的書裡頭，就大量展示了具啓
發性的藝術圖像。有趣的是，在最近的學術期刊和專題論文中，對概念
的描述逐漸增加，反而較少重視圖像了。Naumburg除了呈現許多視覺
圖像外，她同時也使用了廣泛的敘述性文字，去描述她在藝術治療裡與
病人互動的歷程。

　　更有趣的是，分析視覺資料已經成爲藝術治療診斷方法中最一致的
趨勢；然而，視覺現象淪落到被大多與心理學理論無關的原理所制約。
圖像分析師在識別出視覺現象之餘，卻把它們迅速地轉爲口頭描述。我
們一邊提倡從藝術的角度出發去進行藝術治療，但卻往往傾向把更多的
注意力，放在描述人們經驗藝術治療的過程上。

　　我們可以很小心地不給圖像貼上心理學的標籤，但我們需要下更多
的功夫去說清楚它們的視覺表達。堅信從藝術角度出發的研究人員，也
許可以從那些圖像分析師那裡得到啓示，因爲他們往往很獨斷地使用圖
像資料來工作。然而，在另一方面，如果這些分析師們開始注意在療程
上原先較被忽略的互動關係，他們就可以大幅度地改進其分析診斷的精
確性，因爲每一段藝術治療關係，均是介於藝術和人際互動這兩種現象
上，我們需要找出方法，去從事綜合此二元素的研究。

　　在這一章裡頭，我選擇了一些藝術治療文獻爲例子，這些文章與
Rhoda Kellogg和Hans Prinzhorn的著作有關，其目的就是要鼓勵大家針
對我們在工作上的認知品質，進行更多的研究。Kellogg和Prinzhon示
範了如何去研究視覺現象，但他們沒有提及藝術治療關係上的經驗層

面，也並沒有提到治療過程；相對的，藝術治療師則把大部分的精力，集中在治療過程上，反而較少顧及對視覺現象的研究。為了保有現象學思想的精神，我將心理圖像、行為、關係和空間，都包含在這個對現象的思考裡。藝術治療師，如Mala Betensky和Arthur Robbins，對可見及不可見的治療經驗給予同等的重視，他們已經幫助我們的學科，擴展了在藝術治療上重要資料的範圍。可是，當藝術治療師在面對不可見的內在現象時，我們仍然以試圖呈現可見的經驗為特色。簡單地呈現及思考藝術作品和藝術經驗是視覺藝術的基礎，而這樣的行為，可以被視為是藝術本位研究的最根本要素。

我亦希望，本章能對所有不同的藝術治療學校提出建議，讓他們知道如何應用藝術本位的研究調查。雖然我正持續實驗新的方法來進行藝術本位的探究，但其實這些方法的基本動力並不算新，它們早已牢固地存在於我們學科的歷史裡。

每一種研究方法，都必須普及於一門學科中所出版的學術文獻內，我並且相信，要開放無偏見的對不同藝術治療取向進行審查，這樣的作法，將會加強一個在藝術治療社群裡頭，所有分科對創造性探究的共同投入。透過本章，我希望去論證一個藝術的構想或行為（在此是「展示」的過程），如何能藉由許多不同的藝術治療實踐方法來追根究柢。只要把注意力放在「事物本身」上面，即可統一不同的實踐取向，並且能針對我們學科中所發生的眾多現象，提供一個更客觀的角度。

在本章中，「藝術本位」（art-based）這一詞簡單地表示：仔細詳看藝術和在藝術治療中所產生的相關資訊。這本書所描述的，使用藝術創作過程為一種探究途徑的研究方法，僅僅只是對研究法取向和選擇的一種擴充。我們無法去想像，在藝術治療研究中沒有文字敘述、個案研究，以及在我們日常研究工作中所運用到的傳統臨床方法，因為這些探究方法，與我們直接對藝術經驗進行實驗相互補。當我們從以藝術為本

位的角度，去接近傳統的實踐與理念，我們的研究架構將會更開闊，我
們也將會發現，更多對於自身工作的不同評估方式，並且爲將來的研究
打開新的領域。

　　藝術治療的臨床實踐，造成了一種想同時顯示參與者與治療師雙
方面資料的渴望。視覺影像的展現是治療過程中的一種自然延伸，也是
藝術行爲的一個主要特點。呈現在藝術治療中所產生的圖像，也能反映
出，它們是如何連結到我們與個案在治療上的經歷。藝術治療的專業演
講，通常伴隨著藉由幻燈片來呈現藝術作品，同樣的，藝術治療文獻的
特點，也充分顯示出大量的視覺影像，然而我們在精煉獨特的研究觀點
上，卻給予較少的關注來滲透這個展現視覺影像的過程。

　　傳統的現象學，爲藝術治療在研究本質的心理論述上，提供了重要
的連結。每一項藝術治療的研究，都傾向於去展示圖像和一些其他的資
訊，通常那些描述性的報告，總是呈現治療師，或有時候是患者，在治
療過程中所創作的繪畫，所有這些作法，都符合現象學研究的基礎。許
多藝術治療師在觀察經驗時，傾向於透過從現象學的理想，所分歧出各
種不同理論式的抽象概念裡，極力去作「分類」解釋，但是物質本身永
恆的自然存在和視覺影像，甚至會使那些最以理論爲守則的治療師，更
接近現象，而這正恰到好處地引領出藝術治療經驗的方向。

　　隨著藝術治療師歷年來均使用展示視覺影像的方法，這種對於賦予
別人的藝術表達某些意義的作法，似乎已經成爲一種固定的趨勢。我們
用自己獨特的心理學架構，去框架被呈現出來的視覺影像，而且我們通
常使用藝術的表達，去增強各種臨床和詮釋上的觀點，這種現象之所以
會發生，原因出在於心理治療的臨床實踐，是被一種對現實的描述性觀
點所引導的。個案研究，對於這種敘述性的世界觀來說非常合適，同時
也能解釋它們在創造性藝術治療文獻中的優勢。我一直把個案研究比作

是故事，我們編織故事來賦予經驗一個意義，從這個角度來看，它們參與了創造的過程。透過個人對經驗的描述，而獲得理解的過程，其實也是現象學探究的基本特質。

在回顧藝術治療文獻的過程中，我發現了一個現象，有很少的研究和文章是針對關於圖像的純粹視覺品質。藝術治療師們已經顯示出一種近乎統一的趨勢，那就是把在治療過程中所產生的視覺影像，賦予口語上、敘述性，或者心理學的意義。我們如果不是用心理學來分類和標記圖像，就是將圖像融入在治療過程記錄中所要傳達的訊息裡，由於在文學書籍和期刊等媒體中，彩色印刷品並不常見，當我們藉這些平面媒體去溝通交流時，這種趨勢便會被增強。我可以預言，全球網際網路將會改變以往的模式，讓彩色的視覺影像和多媒體通信，自然的在展示和詮釋資料上占有一席之地。對於各種研究領域和藝術治療界來說，全球網際網路，將會是一種促進藝術本位研究的主要催化劑。以前的藝術治療研究之所以充滿了保守主義，可能大部分是歸因於我們必須在學術交流體系內，去使用傳統的文字溝通來呈現視覺影像的無力感。

如果我們仔細地「看穿」和「審視」在藝術治療文獻中，最傳統、最濃厚的臨床心理學文章，我們會發現這些文獻，一直都是使用敘述法的觀點。作為一門視覺的藝術領域，我們的研究觀念已經文字化了。傳記和敘事歷史，已經成為組織治療經驗的首要框架。我意識到，我的工作要如何適應這類文章和心理學類型呢？即使我已盡力地擴展研究的範圍，使之能包含藝術治療師的自傳式筆記，和對藝術經驗過程的第一手紀錄。

如果我們開始用視覺化的角度去從事調查研究，我們的視覺藝術治療研究將會發生怎樣的事情呢？全球網際網路，不只為我們提供展示圖像的機會，還可以讓我們透過多媒體工具來和創造的過程，以及治療師與個案之間的互動，進行交流溝通。這種藉由漫長文章的新溝通模式，

所表現出的迫不急待感覺，也許可以對促進藝術治療研究的視覺思考層面有所幫助。相較於傳統學術文獻所重視的直接性陳述，全球網際網路則傾向於使用簡潔的文字和影像表達。

我不是在建議完全不去用，或忽視把敘事模式當成一種審視治療經驗的方法，只是希望我們可以去考慮中止它的主導地位，進而用心於重新觀察在藝術治療經驗中所產生的影像。我可以想像出一些研究方案，這些方案是以一種純粹性視覺為基礎，來重新回顧所有已經發表過的藝術治療文獻，並且採用一種更新和更具美學觀的角度，去詮釋治療過程中所產生的「資料」。當我們跳出作者在故事背景中對自己所描述的內容和賦予故事某種意義外，來看待這些現象和資訊時，我們將會發現，這些現象和資訊其實會為自己說話。如果遵循C. J. Jung所建議的，要緊緊掌握住圖像，這對詮釋者需要用更強大的理解能力，去解讀這個物質世界的各種表達來說是一種挑戰。

對我而言，現象學的訊息，最能藉由Martin Heidegger的主張來傳遞，他提出了「事物何以敘事物」的這一個概念。物體和影像，都是獨立於我們對它們所持有的理論和思考外，自行去表達的。而我們的想法和觀念，其實就是對事物的「事物性」（thinglyness）的連結和反應。

從視覺角度出發，去重溫所有出現於藝術治療文獻中的圖像，將能提供另一些方法，去組織和詮釋過去的藝術作品。正如Hans-Georg Gadamer所說的：個人的偏見，就是我們通向世界的開始。我們在創造性藝術治療裡，鼓勵使用多重角度來觀察和詮釋，所作的努力還不夠，我們甚至還沒有開始去使用從創造性藝術治療中自然浮現的藝術觀點，來檢視我們的資料。

我的一位同事曾經向我描述了一個他自己所作的研究專案，在這個專案中所蒐集的夢，是在沒有參考任何有關作夢者之個案背景的情況下被詮釋出來的。然而，研究人員對夢境的詮釋，很自然地就把夢中影像

套在各種理論和心理學解析裡頭，其實這種情況是建立在我之前所形容的敘事性或文學性的世界觀上，讓我舉例說明：Marlon Brando認為，一個老人在夢裡夢見自己騎摩托車，表示這個老人對青春的敏感，或者對年輕、冒險和精力的渴望。我們並沒有充分注意到，這些詮釋到底是如何用文學的隱喻法，去解析視覺和身體上所經驗的影像。

當然，我重視這些對影像具詩意的投入，以及綜合視覺藝術與文學敏感度之間的方法，因為它們在我個人的工作上頗為重要。我同時預言，既然文字描述與視覺表達間的合作，已經在整個藝術治療的歷史上，變得如此重要，將來這種合作，就會持續成為未來臨床實踐的首要原則。然而，在藝術治療中，持續地重新回顧「純視覺表達」，也是非常迫切需要的。當我們持之以恆地去尊重和保持，在文字上及視覺上之互動聯繫的同時，我們能探索其他相對於記述文的表達方式。

諷刺的是，那些自以為用視覺影像來進行科學研究的人，通常從文學的觀點去看待探究的對象，並利用隱喻法和敘述法等解釋工具。一種更科學的探究，可能會把注意力集中在視覺影像的組織結構、動力學、視覺張力、平衡、持續性、多變性、一致性，和認知的相關性等等方面上。事實上，在藝術治療的文獻中，還沒有記載藉由創造和理解藝術所產生的自然良藥。荷蘭藝術治療師們專注於不同藝術媒材的治療特質，這種引領先鋒的作法，已經被美國藝術治療師們所忽視，因為我們已經把藝術治療幾乎獨斷的放在心理治療的描述式理論系統下，而這種系統是以口語溝通為基礎。由於荷蘭的藝術治療取向，比較接近職能治療，所以他們的貢獻已經被世界其他地方的藝術治療師所忽略。

在美國，我們對精神動力學的偏愛，已經導致我們疏忽了對媒材藥方的研究，例如：黏土可以用來做什麼、不同種類的顏料、各種繪畫表面和大小、用木頭和用沙子的區別、重複表達和瞬間表達的不同、小巧的表達方式和大動作的差異等等。藝術治療本身想被精神治療界，而非

職能治療領域所認同時，所承受的壓力，在很大程度上體現了它對研究藝術媒材的治療特質不甚重視。

我們的研究傳統，最終必須能聯繫起視覺的藝術創作和人際互動關係這兩者間的合作。爲了迎合藝術治療的專業需要，視覺媒材和精神動力特質必須持續互相聯絡。我害怕因爲我在本文中用了大量篇幅去說明我們在藝術治療研究中對視覺表達的忽視，某些缺乏想像力的人將會說我根本不支持針對治療關係的研究，然而，我所堅持的是，我們應該要從事能促使這兩方面相互作用的研究。

科學就是嘗試著去發現共通的準則，它是以將各種現象區分到不同類別爲特色。如果我們去剖析自己在藝術治療中想去從事科學研究的意圖，那就會發現，我們已經完成了根據以敘述性和隱喻性爲基礎的經驗理論，來分類視覺影像的工作，在這種理論中，視覺影像總是代表著其他的意思，而非它原本的涵義。Rhoda Kellogg（1970）和Hans Prinzhorn（1972）的研究，提供了一個對創造性藝術治療師來說非常好的模型，因爲這些治療師想要去探索認知的方法，來處理他們在治療過程中所產生的視覺影像。藝術治療文獻，如何才能被視爲是一種呈現資料的方法呢？在提供這樣一個概述之前，我想要回顧一下Kellogg和Prinzhorn的「視覺」研究。藉由把這兩位重要的研究者，囊括在我們的研究傳統裡，我們可以將他們的價值觀和方法論，合併應用到對將來研究的思考中。

Kellogg用以圖像結構和美感元素爲基礎，分析了大概一百萬幅的兒童畫。她的研究是現象學的反映，她用一種特別的視覺語言，去留意那些圖畫資料的視覺特質和重要性。Kellogg把她自己的研究與Viktor Lowenfeld所作的研究，區別開來，因爲Viktor Lowenfeld的研究，在Kellogg看來，是把那些基於兒童個別情感狀態的圖畫，賦予心理學上的意義。Kellogg在她的著作中寫到：「我的分析指出，兒

童藝術有其獨特的規律，這種規律是受兒童心理知覺所控制的，而且這種心理知覺與相對於讓兒童去認識男、女、小孩、服裝或其他人類特徵的知覺來說，是不一樣的。」（*1970, p.100*）Kellogg描述了當兒童從事藝術創作的時候是如何被美感和結構原則所引導的，她記錄了各種共通姿勢和構圖的一致性，其中包括她所提出的「基礎塗鴉」（basic scribbles）、「配置圖案」（placement patterns）、「突急曲線圖形狀」（emergent diagram shapes）、「曲線圖」（diagrams）、「組合」（combines）、「聚集重疊」（aggregates）、「圓形」（mandalas）、「陽光」（sun's radials）、「人形」（humans），和「原始圖形」（early pictorials）。

由於Kellogg為改正我們對兒童藝術的不平衡觀點，所作出的不懈努力，她可以被視為是一位狂熱的藝術本位研究人員。她試著讓人們明白，我們是如何過於依賴當代的心理學理論和潮流，以及以文化為基礎的符號詮釋來解釋各種共通的或古老的現象，這種作法，使我們更加容易投射出自己的態度和信念，反而不是去研究美感表達的結構要素。當我們把一幅扭曲的女性圖像，比喻成作者害怕「強勢母親」（The Great Mother）的時候，或當我們把鋒利的邊緣視為是在表達閹割焦慮時，這是十分令人難過和可笑的。Kellogg形容了她對這些思考詮釋的憤怒，因為它們模糊了「就美感構圖本身而言」的研究調查。

Rhoda Kellogg認為藝術是一種「使精神穩定的必要視覺工具」（同上，*p.235*）。在藝術治療這一門學科領域裡，我們很快地把Kellogg貼上「藝術教育家」的標籤，甚至把她從藝術治療領域中剔除，僅僅是因為她不是一位藝術治療師，或者是因為她的發現，不符合當代精神動力學理論。而在另一方面，Kellogg已經從事了一個最具野心，針對兒童畫進行系統性研究的工作，而這項研究的首要考量之一，就是兒童的情感和精神健康。Kellogg的研究，以及她被藝術治療師所

忽視的這個事實，反映出藝術治療研究的基本問題。她的研究方法可以被視爲是，針對當代心理學的詮釋方法，單方面的去避免只思考兒童藝術的純粹結構的一種修正和反應。

符號性的、詩歌般的，和甚至連經過高度投射方法，所詮釋過的藝術作品，在創造過程和藝術治療實踐中，都有其地位。然而，當我們使用那些傳記式的、比喻式的，或投射式的模式去運作時，我們必須很清楚那些附著於自己觀點上的偏見。當我們很仔細地思考Kellogg的研究時，就會發現，我們在自己有關藝術治療經驗的文獻和探查中，一直忽視的重要觀點。

Kellogg引用Roger Fry的論點去說明，爲什麼人們在觀察藝術作品形式結構的重要性時，會覺得有困難，她也對我們提出了，爲什麼藝術治療界忽視她的研究的主要原因。Fry描述人們爲何難以欣賞影像的純粹視覺表達，這是因爲我們都習慣「把藝術作品翻譯成對我們所熟悉且含有想法的術語」（*1962, p.14*）。比起跟隨具想像力的科學或藝術，去讓本來熟悉的東西變得不熟悉，或者冒險進入一個不確定的領域中，藝術治療的研究已經更趨向於根據最乏味的心理學慣例，來分析詮釋視覺的表達。我們將視覺現象從它們獨特的背景中「翻譯」出來，就是爲了要根據行爲學的既存理論來解讀它們。

Rhoda Kellogg對兒童畫所作的探究，僅僅只是研究兒童藝術領域中的一個開始，她最關注的就是線條的性質。將來的研究可以使用同樣系統化的方法，去分析色彩、繪畫、雕塑品和其他立體藝術品。Kellogg對藝術治療研究提供了一種重要的探究模式。她引述了哲學家Ernst Cassirer 的話指出：藝術品「不是一種生命體，而是一種生命形式的領域」（*1954, p.154*）。我們需要瞭解更多藝術形式和顏色的表達特質，才可以進一步提高它們的治療效果。

藝術治療界已經比較慷慨地把Hans Prizhorn的研究成果，當作是

二十世紀初此學科的標準價值，這是因為他蒐集和研究了許多精神病患的繪畫。然而，因為他的研究主要關注在圖畫的結構和形式，就像Kellogg的研究一樣，不被同時代的研究人員所重視，因為這些研究員比較專注在詮釋創造性表達過程中所產生的個人化內容。

在蒐集了大約五千件分別由德國、奧地利、瑞士、義大利及荷蘭的精神病患所創作的藝術品後，Prinzhorn集中對這些作品的結構性和知覺特徵進行分析。他不關心個別患者的診斷和病歷，只注意研究作品本身的形式性質和心理涵義，他的作法綜合了科學與藝術的探究形式。就像Kellogg一樣，他首先關心的就是對視覺形式的分析，然後透過展示他的研究資料來支持他的理論結果。

某些人可能會抱怨Prinzhorn漠視關於病人的臨床資料，會讓他的工作跟藝術治療缺少相關聯繫。諷刺的是，這種對那些創造出由Prinzhorn所蒐集畫作的病人臨床細節上的忽視，也許正使得這個研究對許多想在臨床治療中利用藝術來工作的治療師們來說，具有極大的實用價值。Prinzhorn對於「藝術到底做了些什麼」，以及創造性表達對普遍的人類需要和慾望說了些什麼，非常感興趣。從一個研究的角度來看，他不是像我們在自己的個案分析中經常做的那樣，把所有東西都混合在一起，而是去測試藝術的可變因素。他把精神病患、兒童，和著名藝術家三者的作品作了正式的比較。在這方面，他的方法比起現行的行為科學研究方法更為嚴謹，也更科學和客觀，現行的研究方法一直貶低藝術影像的價值，只去遵循心理學的理論，和從那些在處理表達性視覺影像不甚專精的學科裡借調研究方法。

Prinzhorn不像別人一樣將藝術作品放入既定的理論框架裡，他從所觀察到的現象中去創造一個簡單而全面的理論。當我們主要透過一個特殊的理論角度來看待患者的病歷時，我們易於製造出無止盡的臨床情況。相對的，Prinzhorn像是一位真正的科學研究者一樣，把注意力集

中於他在病人作品中所觀察到的共通現象，例如：對秩序的傾向、裝飾性和重複性等。他主張，精神病患的創造性表達是一種放諸四海皆準之原始表達慾望的展現（*1972, pp.12-13*），我們可以利用這種原始慾望作為治療精神疾病孤僻特質的解藥。在許多利用藝術分析來作心理治療的歷史中，無一例外地傾向於從一個人的表達裡找出疾病的徵兆，Prinzhorn則更關心病人由於疾病所引起的痛苦，因而產生在藝術作品上的美感成就。

在尋找藝術表達的病狀時，我們會不可避免地引發對眾多的表達方式進行無意義分類的企圖。藝術精神病理學理論上的主要假設是不可靠的，就如Prinzhorn所指出，精神病患有能力創造出不可思議的藝術作品，比專業藝術家和兒童的作品還要好。這種對人類差別的分析是無止盡的變化；然而，對於藝術行為更正向、更具普遍性成果的追尋，指出了精神病患可以使用創造性表達的方式去轉變和克服他們受限的處境。這種情況似乎成為一個堅強的、更具普遍意義的去建立創造性藝術治療研究傳統的基礎。

當藝術治療在美國逐漸成形的時候，很多人都會覺得，用一種創造性的方法去接近藝術，而非把藝術視為是一種溝通工具，會破壞藝術治療成為一門心理治療學科的發展。這種不必要的分歧降低了Prinzhorn在藝術治療歷史上的地位，並且還令他在對藝術創作過程的深層心理學貢獻變得模糊。當藝術治療這一學科發展成熟後，它已經遠離了藝術即是治療（art as therapy）和藝術心理治療（art in therapy）這兩種概念上的分歧。我們可以同時包容這兩種觀念，甚至更多。治療關係包括治療師和病患之間的溝通和移情作用，也包含了創造性過程所產生的治療力。

在Prinzhorn的研究發表五十年後，Mala Betensky在1973年所出版的書《透過自我表達來發現自我》（*Self-Discovery through Self-*

Expression）肯定了藝術治療是如何建立在藝術和經驗式現象的合夥關係上。Betensky描述了她自己正向的且具人性的治療方法，是如何提供病患用藝術方法來表達自我和超越自閉的機會。藉由思考藝術作品，然後將對它的認知與另一個人溝通後所獲得的自我發現和認識，對於這個在治療過程上以行動爲基礎的觀點來說，具有互補的作用。創造和審思藝術作品是幫助人們變得更意識到自己經驗的基本手段。Betensky的研究方法非常簡單和直接，她提供了十個具有大量圖示和視覺藝術影像的個案研究，去論證在與兒童和青少年的治療進程中，這種結合表達、發現和溝通的三維過程，是如何推動思考的發展和治療上的改變。

Betensky的探究成功地簡化了複雜的治療經驗，並且將它變成普遍一致的理論特質，從這方面來看，她的研究工作遵循了傳統的科學方法。她直接反映了治療經驗的現象，以及採掘出在所有正向的治療結果中都能找到的藝術表達、發現和溝通的特徵。Betensky形容她的工作是現象學式的，而其中一個主要的治療方法是先讓病患創作藝術品，然後描述他們看到了什麼；這個治療的目的就是爲了使病患能夠在個人和現實世界中交流互動。在描述完藝術作品的視覺特質後，病患就被鼓勵去作更多的個人聯想。這種對個人情感的探索是符合現象學方法的，因爲現象的定義包含了有形的影像和無形的心象（*Betensky, 1977, 1987, 1996*）。當她對衆多利用現象學研究方法的作家分享了許多她所關心的事物時，Mala Betensky爲心理治療過程介紹了視覺影像的可觸摸現象，以及它的創造過程。現象學界透過創造性過程和在過程中所產生的藝術品，得到極大的擴展。

介於Betensky的現象學和Kellogg及Prinzhorn的研究之間最大的區別在於，前者將治療關係囊括成爲探究的主要對象。Betensky將心理影像中以口語爲主的現象學，與對視覺影像和藝術表現更加明瞭的思考結合在一起，她在研究中展現出所有這些特點。

　　相較於Kellogg和Prinzhorn，各種現象領域對於藝術治療師來說可能會更加廣大些，但我們仍不可忽視，他們如何對我們進行研究來瞭解藝術治療專業實踐之要素的能力所作的貢獻。我們可以做更多來瞭解藝術治療中各組成要素間的相互影響，這些要素包括：創造的過程、各參與者間的關係、參與者與藝術作品之間的關係，以及治療空間等等。

　　在1970年代，我開始成為藝術治療師，並且在醫院裡治療成年的精神病患，我發現我幾乎像Betensky一樣的對待病人，我們會先進行藝術創作，然後討論我們從中看到了什麼（*McNiff, 1973, 1974*）。我早期的藝術治療實踐，就是以幫助病人脫離自閉症狀來積極的去面對現實世界、其他人和自己為主要的特徵。在治療病患的過程中所引發出對事物的投入讓我感到困惑，為什麼藝術治療專業那麼排拒去用直接的、創造性的和心理的方式，去處理這些常常為了要發掘出深藏其中的意義和訊息而被忽略的現象。

　　在《臨床藝術治療完全手冊》（*Clinical Art Therapy: A Comprehensive Guide*）（*1981*）一書中，Helen Landgarten提出了我認為是真正最「全面完整」的在單一著作中呈現藝術治療資料的文獻之一。雖然現象學這一術語並沒有在這本書裡面被提及，但我相信這本書是在藝術治療文獻中，最好的現象學式和臨床實踐研究的範例之一。

　　Landgarten的研究方法包含了呈現豐富的資料來記錄藝術治療經驗，但是絕少使用解釋性的推測，或企圖將影像強放在某些既定的概念化類別中。作者提供了一個接著一個的治療情節，並且包括眾多的藝術品圖示，她讓這些情節和藝術作品為自己說話。她一貫地把精力集中在展示一系列的案例情況，藉由這些案例來定義藝術治療的實踐。她認為，是各式各樣的現象勾勒出藝術治療的輪廓，而非只靠一套理論或個人的治療方法。

　　《臨床藝術治療完全手冊》記錄了一位治療師和她的病患在許多

治療情況下，共同做了些什麼。這本書並沒有把注意力放在理論上，而是「展示」了一位經驗豐富的藝術治療師，在各種治療情況下會怎樣處理，以及如何應用自己最佳的臨床判斷。作者宣稱這本書的目的是要撰寫來成為專業人員的教科書，但它也可以作為呈現多年臨床病例的研究著作。Landgarten的書成為臨床實踐研究過程的典型，她幫助讀者明白藝術治療實踐是如何包括不斷的觀察、記錄，以及對治療過程和所產生之視覺影像的思考。Landgarten是透過研究她在藝術治療上的經驗來引導和教育讀者的。

　　我們可以從研究Landgarten怎樣對待她的病患那裡學習到藝術治療的實踐經驗，當你仔細閱讀那些資料的時候，你就會藉此獲得指引。這樣大範圍地列舉臨床案例可以讓讀者產生熟悉和瞭解的感覺，而這些感覺將會為未來的臨床實踐提供訊息。

　　Landgarten在她的書《家族藝術心理治療》（*Family Art Psychotherapy*）裡再次展示了她的研究成果，這些成果同時評量和處理了一些家庭案例，案例裡的家庭被要求要完成一系列的藝術作業，而這些作業則揭露了這些家庭的溝通模式和其他家庭動力。Landgarten形容她的方法為「在各種制度背景下去展示不同的臨床案例」（*1987, p.xix*）。Landgarten提供了十七項「觀察要點」去例證藝術治療師們如何持續地投入在實證式的研究中：「在家庭裡，誰是主導者？誰是跟隨者或反應者？他們每一個人各占了多少空間？這些家庭成員是輪流、還是團隊工作，或者是分別同時工作呢？」（同上，*p.15*）

　　在Harriet Wadeson所著《藝術心理治療》（*Art Psychotherapy*）一書中也記載了廣泛的案例，並且呈現出在治療中所產生的藝術作品。Wadeson形容她的病人是她個人最重要的導師，她從「經驗的累積中」學習到如何實踐藝術治療（*1980a, p.30*）。當她描述到正式的藝術治療訓練如何只是專業發展的第一階段時，Wadeson藉由激勵畢業生「去尋

找新資訊、體會新經驗、思考先前經驗，和不斷的留意自己個人及專業的發展」（同上，*p.29*）來爲臨床實踐者研究提供可行的定義。從這個角度來看，我們可以透過不斷的思考經驗和呈現結果來進行藝術治療的研究。

Margaret Naumburg 和Edith Kramer早期的著作，同樣思考到治療經驗和展示治療成果。Naumburg的書使用了很多冗長且深奧的個案研究，而Kramer頗具影響力的書《兒童藝術治療》（*Art as Therapy with Children*）（*1971*）中則較多軼事，這本書用了很多在臨床治療上的小插圖去舉例說明精神動力學的核心思想，例如：昇華、防衛機轉，和侵略性等。Naumburg的著作是典型精神醫療中的學院派，而Kramer的著作則是第一本成功地用商業交易模式所出版的藝術治療教科書（同上）。因此，Kramer的探究風格在之後被改編來觸及更廣大的讀者群，從這個角度來看，讀者群的擴張開始改變了藝術治療研究的思考和交流溝通的過程。但是，仔細思考藝術治療經驗和呈現治療資料的持續過程，已經滲透到藝術治療文獻的每一階段中。

Margaret Naumburg詳細的個案研究，成爲大多數藝術治療「研究」活動和著作的典範，也因此促進了美國藝術治療界的初步發展。她的書《藝術治療導論》（*An Introduction to Art Therapy*）〔1947年第一次出版時是以《研究行爲問題兒童和青少年的「自由」藝術表達，以此作爲診斷和治療的方法》（*Studies of the 'Free' Art Expression of Behavior Problem Children and Adolescents as a Means of Diagnosis and Therapy*）爲書名〕，是一項研究方案的成果，此研究方案是要利用「『自由』的或自發性的藝術表達來協助進行診斷和藝術治療」的可能性（*1973, p.iii*）。Naumburg介紹了六項個案研究，在這些案例中，藝術創造過程是一種在更普遍的心理治療經驗裡的表達媒介。Naumburg顯然扮演了一位分析師而非藝術家的角色，她的首創性藝術

治療著作，對美國藝術治療師在初期階段的身分認同發展具有很大的影響。

　　相較於Naumburg精神醫療式的研究方法，英國藝術治療先驅Edward Adamson則把他自己視爲是一位藝術家，他在1946年於一家醫院中成立了一個藝術工作室，並且在裡頭與病人一起工作。就像Prinzhorn所形成的歐洲傳統一樣，Adamson蒐集了六萬件精神病患的繪畫、素描和藝術品，並同時把這些作品公開展覽。Adamson所著《藝術即是療癒》（*Art as Healing*）（*1990*）一書，不像傳統經典的藝術治療著作那樣充滿了文字和敘述，而是以展示許多色彩豐富的視覺圖像爲主。他描述了藝術作品是如何「爲自己說話」和「提供了一個更強而有力的證據」去說明藝術的治療效果。Adamson的正式論著符合了他的治療方法，並且與Prinzhorn的想法相互呼應：藝術是一種「普遍人類創造慾望」的表現，而這種慾望是透過靈魂本身來對待自己。Adamson在他的工作室裡營造了一個良好的環境，使那裡的病患「都有渴望自助而獲得康復的尊嚴 」（同上，*pp.1-2*）。由於Adamson主要關注於藝術創作本身和在過程中所產生的治療作用，在美國的藝術治療發展形成初期並不受到重視，因爲當時的主流想法都專注在傳統臨床治療的正統性、心理治療的角色認同，另外也和大家都不願意把提高創造性當成是一個治療目標的想法有關聯。

　　我們可以重溫一下Adamson的研究成果，並且探索其與更加普遍的工作室環境的關係，如何可以成爲目前獨斷的將焦點擺在治療師和病患之間關係的另一種選擇。Adamson的功勞在於他開展了藝術治療的經驗式現象，以及擴大了藝術治療關係的外延範圍。

　　爲了與在美國不斷成長的藝術治療工作室思潮保持一致，Adamson覺得自己是藝術治療空間和創造性氣氛的守護者，他要讓藝術表達的醫療效果能夠彰顯浮現出來。Adamson視自己爲一個在心理健康領域中

工作的藝術家，他示範了由Pat Allen所提倡之「駐院藝術家」（*1992,
1995*）的理想。藝術治療工作室思潮是建立在與其他人一起進行藝術
創作時，能產生一種蛻變和治療能量的信仰上，而這種能量會用不同的
方法在人們身上展現。病患在工作室裡被視爲是「藝術家」（*McGraw,
1995*），而這些工作室則變成了一個具治療性，且充滿視覺影像和創
作能量的社區，在此社區中，參與者透過一種環境激發力來接受治療
（*McNiff, 1995*）。

最後，就如Adamson所說的，在他工作室裡所創作出來的藝術，每
一件作品都是藉由「藝術會爲自己說話」這個理念所產生出來的，而這
一個理念在日益擴張的藝術治療文獻中經常出現。無論是已出版的教科
書，大部分都依賴文字敘述和點綴性的插圖，或者是使用文字來提供簡
單的背景資訊以強調出視覺圖像等，所有這些藝術治療研究模式都建立
在「展示」藝術和治療成果的過程上。我們不能脫離藝術治療經驗的現
象學基礎，也因此我們十分需要一些研究去調查治療工作室空間中的經
驗式現象。

當我一開始成爲藝術治療師的時候，我很快的就視自己所作的每一
件事情爲一種研究，並且相信這種態度就是所有早期藝術治療前輩的工
作特色。我記得那時候自己對「研究」一詞抱持著些許較自由的心態，
因爲我當時的研究並不是在一個受到控制的實驗室裡進行的，不過我卻
是在Rudolf Arnheim的督導下，以及被他的著作所引導來追求系統化的
探究。我那時是從事「臨床實踐者研究」，雖然這個專有名詞從未列
入在我的字典裡，一直要等到二十年之後它才出現。我研究的基本要素
包括了：觀察在醫院工作室裡病患所創作之藝術作品的形式特質，並且
留意他們的藝術品和其日常生活模式的關聯，以藉此來證實這樣的合夥
關係是藝術治療的特色。儘管我們在治療方法的理論取向上有多大的不
同，我們對現象的著迷刻畫了每一位藝術治療工作者的性格。這項工作

的「現象學觀點」是一個我們都能共同分享的通用性質。即使是那些根據診斷類型去標籤和分類藝術作品的藝術治療師，也都是根據視覺資訊的特色來進行活動的。

　　理想中，藝術治療和其他的創造性藝術治療模式將能夠延續臨床實務研究者的傳統，從實踐中去探索藝術現象與創造出和體驗這些現象的作者之間的關聯。普遍和持續的研究將可以證實具創造性的想像和實踐的智慧。當我們把研究工作只委託給專門作研究的人員時，我們等於放棄了在藝術治療傳統裡一個最具特色的性質。但為了維持和改進我們的傳統，我們必須更意識到它的獨特動力。不幸的是，現在這種特質正處於快要失傳的危險境地，因為我們的研究所課程目前比較跟隨著對研究有狹隘定義的行為科學研究方法，而逐漸遠離了在發展初期讓藝術治療別具特色的獨特探究模式。根據這些外來的標準去從事研究，往往會忽略影像創作和治療過程之間核心的相互作用，而這個作用為藝術治療下出定義。

　　Arthur Robbins是其中一個最堅持探究在藝術治療經驗中各種關係和心理空間的研究者。在1973年，他首先認為藝術治療師本人就是藝術治療經驗的基石。他描述了藝術治療經驗的潛在無限性，並且說：「這個治療過程的限制極可能出在藝術治療師以有限的能力去體驗一整系列困難和複雜的感覺，這些困難和感覺可能來自於病患或治療師本身。」（*Robbins, 1973, p.184*）Robbins專注在藝術治療師的創造力上，並且開始了一個訓練專業藝術治療師的發展紀元，在那期間，我們變得更加意識到「一個人的主觀內心世界，如何會影響到一個藝術治療理論和實踐的發展」（*Robbins, 1987, pp.16-17*）。

　　Robbins介紹了如何「展示」許多新的元素於藝術治療文獻中，這其中包括了人本治療師、治療關係和治療環境等概念。他堅持，如果要對藝術治療的獨特動力有深刻的理解，治療師就必須要同時瞭解心理治

療和創造性表達的過程。Robbins形容未來的藝術治療師將如何對「創造性關係的動力結構有深切的瞭解」，並且能夠「深入調和他與病人、自己的藝術作品、所處社區，以及自我的關係」（1973, p.184）。治療關係中的經驗式觀點被Robbins視為是一個美學思考的對象，也因此，這兩個在藝術治療專業中的主要觀點就被融合在一起了。

藝術治療經驗需要一種新的研究方法和新的知識，特別是當研究工作涉及到藝術和人際互動的深處時。藝術治療關係如果愈來愈複雜，處理這些關係的技巧也會愈來愈多，這跟科學領域裡所發生的情況差不多，當觀察員所涉略的知識結構不夠時，他們便無法真正去瞭解新的現象。

Arthur Robbins在1973年發表的文章裡，論證了為什麼藝術治療研究者再也不能置身於藝術治療關係外去觀察療程中正在發生些什麼，參與在被研究調查的過程中是必要的。就像我們從新物理學裡所發現的一樣，藝術治療經驗中的現象「只有在觀察者與被觀察對象間的互動背景下才有意義」（Capra, 1975, p.140）。在物理學和藝術治療裡頭的現實是一張複雜且連結著各個參與者的網。

那種任意為一個人的表達或經歷情況附著上某些固定意義的假設，掩飾了我們長久以來一直依賴一種過時守舊的科學性世界觀，而這個世界觀是建立在簡單的決定論和機械式定律的基礎上。

量子物理學教導了我們，測量工具和被測量物之間的交互作用是不能被忽略的，因為它們都是被研究的現象之一（Bohr, 1987, p.4）。這些物理學的進階原則非常接近我所認為在藝術治療實踐中應該具備的基本知識。我經常覺得奇怪，治療師們怎麼能夠忽視這個事實，因為每一個治療背景中的細節都將會影響整體治療經驗和分析詮釋的過程。

正如Werner Heisenberg對物理學清晰的看法一樣，原子系統經常會被測量和觀察它的設備所影響，Arthur Robbins也提示藝術治療師應該

注意在治療關係和治療環境中所產生之影響的首要性。在物理學和藝術治療領域中，我們不能夠再認為這個世界是可以被填塞到一種拘泥固定的分類架構裡。我們現在已經瞭解到現實是一個人際關係不斷進行的過程，正如Robbins所預言的那樣，它主要會受限於我們投入調查各種可能性的能力，而這種能力來自於我們的經驗，並且這些經驗會持續的塑造和重新改造我們的工作（*Robbins, 1987, p.22*）。

藝術和人際關係這兩種截然對立的要素在藝術治療裡卻密不可分，我們無法在此經驗中顧此失彼。Robbins用美學的思維和遊戲去關注整體治療空間中各事物間的關聯性。「我置身度外地觀察，只允許自己一點點參與其中去感受發生了什麼事情，因為當我失去了一些意識上的控制時，我會不斷的尋找出重新融合整體的方法，也因此我逐漸地發現了各種不需語言表達的本質，而這些本質可以建立起這種關聯性的原始形式。」（*1973, p.182*）

Robbins認為藝術治療是一種可以「為釋放的能量和構想提供一個外形，並且賦予死硬的溝通一個生命」的美感過程（*1987, p.22*）。Robbins所描述的在整體藝術治療空間中的遊戲，是一個唯有透過大量的對過程進行研究才能達成的專業紀律。在Hans-Georg Gadamer的經典名著《事實和方法》（*Truth and Method*）裡面寫道：「對遊戲的認真態度是讓遊戲完全戲遊出來的必要條件。」（*1994, p.102*）那些努力去瞭解在藝術治療中獨特動力的研究，也許會發現遊戲是一種比我們現行的許多研究方法更加實用的研究形式。

藝術治療師也許可以考慮研究在遊戲時迷失自我的過程，同時提高自己對心理和生理空間的意識。例如，Robbins質問自己，病患是否準備好去聆聽治療師眼中的自己。Robbins對此問題是這樣回答的：「或者身為治療師的我所需要的是深入地瞭解到底發生了什麼事情，我需要參與其中並且成為病人的溝通中心。」（同上，*p.183*）這些就是在藝

術治療經驗中微妙的牽連關係，而這樣的關係需要一種對研究的敏感度來和它的本質保持一致。藝術治療的臨床實踐涉及到各參與者間的互相影響，創造性的過程和環境需要一種新的、以Arthur Robbins這樣的探究人員為典範的研究。

我們可以將治療關係中有關心理空間的動力，應用在一種我們對思考藝術品之美感空間的投入上。視覺影像可以被視為是一個能量場和互相作用的力量，然而，我們一直賦予圖畫某些心理學意義的這種刻板和高度控制的方法，已經使得它們在結構上和美感上的表達更加模糊不清。Robbins所說的有關心理空間的概念，也可以適用在對圖像的思考上，我們不妨讓自己變得更加渺小，如此才能放開「意識的控制」，並且完全沉浸在藝術作品的表達裡，進而開放自我來接收藝術表達充滿生氣的醫療作用。

由於像Arthru Robbins這樣的改革者並沒有把他們的治療性實驗當成研究來看，難道我們就應該將他們的發現從我們的研究傳統中刪除嗎？狹隘的研究教條將藝術治療和它最重要的發現分隔開來。

對圖像和空間的物理性質進行冥想（*Bachelard, 1994*）是在藝術治療中一個較未被探索的領域。當冥想對生理健康的醫療價值愈來愈被接受的時候，藝術治療界也許可以研究一下它的獨特能力，進而對這個領域作出貢獻。在英國，David Maclagan注意到「我們缺乏對一個圖像在實際材質特徵上的關注」（*1995, p.217*）。Maclagan覺得，我們對物理性質關注的增加，會對藝術治療產生一種「扎根」的效果，他並且向此專業保證，「心理作用」和美感考量是「密不可分的」。藝術作品是透過它們的物理表達來產生和「呈現」驚人的能量，而我們卻還沒認真地研究該如何去獲得和引導這些從藝術治療裡所散發出來的概念（*McNiff, 1995a*）。

Myra Levick的研究已經嚴謹的促進了用心理分析取向來瞭解藝術

治療經驗，她是一位領導先鋒的臨床實務工作者和教育家。在訓練藝術治療師的過程裡，我們已經發掘出在我們的專業教育中最基本也最獨特的觀點，這個觀點包含了在一個專注於藝術心理治療原則的背景下，使用藝術創作來進行個人的實驗。Levick在1975年的論文〈從視覺藝術作品中顯露出移情和反移情作用〉（Transference and Counter-Transference as Manifested in Graphic Productions），開創了許多未來以藝術爲本位的研究法方向。爲了和藝術治療文獻裡的展示形態一樣，Levick呈現了由研究生、病患和她自己所創作的藝術品，她論述了這些作品是如何表達出移情和反移情作用。Levick也形容了她和病人一起繪畫的過程，這種方法可以成爲藝術本位研究專案的另一個焦點。

Levick的論文記錄了研究生是如何透過他們個人自發性的繪畫作品來學習移情現象。這個藉由藝術的表達來獲得對基本藝術治療原則的瞭解過程，雖然已經廣泛的被運用在訓練課程中，但令人驚訝的是，這種方法卻甚少得到藝術治療文獻的注意。這是一個可以引申出許多未來研究計畫的領域，這些研究計畫將能把藝術本位的學習和以口頭爲取向的操作指南相互比較。雖然我們的文獻正開始透過表達性的藝術形態，來展示探索和瞭解藝術治療原則的方法，但是我們的訓練課程，依然傾向於將藝術創作和心理學動力研究這兩種概念分開，因爲「理論」總是一貫的被當作是與我們的藝術創作互不相干的事情。

在藝術治療督導中，我一直關注在藝術創作上，因爲這會直接和間接的反應出治療師在臨床工作中的感覺和衝突。Levick在1975年的論文中預言了一個重點：「反移情作用的藝術」終究會出現在藝術治療師的訓練和督導中。在討論她如何反應自己在臨床工作中所創作的圖畫時，Levick描述了她的「自發性圖畫比任何口頭表達方式更能迅速地溝通出具治療性的距離和援助」。她繼續強調在培訓藝術治療師的教育中，藝術創作的地位：「透過繪畫把這些移情作用的感覺帶進意識裡，使學生

治療師更容易發覺到自己的反應，並且提高他們對病人作品中所呈現之移情作用的識別能力。」（*1975, p.215*）

藝術治療文獻裡，充滿了像Myra Levick於1975年的論文中所描述的發現。這些洞察力往往是根據那些嚴格的、系統的和詳細的記錄過程來進行臨床實踐時，自然地爆發出來。像這類構成了一個重要研究軀幹的學術刊物，我們必須透過未來的實驗來不斷地重溫和擴張。我可以想像出數以百計不一樣且非常有用的研究計畫，在這些計畫裡，藝術治療師能藉由個人的藝術表達而獲得洞察力。爲了和Levick於自己文章裡所形容的一致，我們也可以斷然地說，個人的藝術表達是藝術治療教育的一個特徵。如果藝術被持續的視爲是培訓過程中一種獲得知識的首要方法，那麼我們很自然的就能將它延伸到研究中。未來研究的基礎必須是像Myra Levick所說的那樣，建立在一套培訓課程裡頭的日常活動中。

如果在治療和培訓過程中，藝術能促進和闡明思想及感覺的交流，那麼我們就有理由去假設，當我們運用創造性的過程去作研究時，同樣的結果也會發生。我們將藉著去探索未知的領域來開始使用這種新方法，就像當初我們首次介紹藝術治療的應用一樣，我相信研究的結果會像已經在臨床實踐中所獲得的成果那樣顯著。

當我們開始注意去界定我們的專業需要哪種研究時，我希望我們會嚴肅地考慮把藝術治療先驅者的研究工作當成是未來研究的基礎。力量、智慧和可信度是從完整的傳統裡浮現出來的。我們可以精煉他們過去的工作、擴張主題的選擇、反駁、修正，和重新開始他們的研究，但我們應該謹記，我們正在那些走在前端、獨特的藝術治療實踐基礎上進行建造。我們是應該要接受那些藝術治療開創者和引領先鋒的臨床實務工作者們最謹愼的研究，以作爲我們研究傳統的基礎呢？還是我們要置之度外，繼續透過行爲科學去尋找正統性呢？我希望我們會選擇前輩的道路，並且創造出眞正屬於本土藝術治療的研究理論和方法。

所有這些不同的藝術治療理論方法，都有一個根本的信仰，那就是去從事藝術創作，並且與療程中所產生的藝術影像一起工作。這是我們統一的、以藝術為本位的核心。我提議我們透過重新探討有關臨床實踐的最基本構想，來開創一個新的研究時代。就像Thoreau所忠告的那樣，我們必須簡單化。在目前有太多的東西干擾了我們的注意力，使我們無法直接地觀察學科中的現象。當我們可以理解臨床實踐中普遍能被接受的原則，以及一個能構成一種實用的實證研究方案的結果時，我們將可以透過我們獨特的工作媒介去作更充分的準備，以延續創造性發現的過程。

我們可否識別出言簡意賅的結論來統合藝術治療的每一個層面嗎？

回顧一下我在這一章節中所提出對藝術治療的不同觀點，我確定了三個領域：

1.透過與用各式各樣的媒材來進行藝術表達的過程之間，形成有意義的關係所獲得的個人改變、洞察力和靈感。

2.與圖像和表達對象間的互動。

3.與治療師、其他參與治療經驗的人，以及更普遍的治療空間或環境之間的關係。

在某些藝術治療實踐中，有的已經完全達到以上三個目標，但也有其他取向只涉及到一個、或者兩個目標。然而，這些目標或結果沒有一個能顯露出一種理論性方向。

我相信我們可以用超越理論分歧的方法，來確定藝術治療經驗中的本質現象。我已經試著透過思考視覺影像和經驗式現象的創造及展示，是如何描繪出我們學科中各個部分的特質，來闡明我們的共通性。毫無疑問的，還有許多其他正在統一的主題，有待被探索，例如：尋找表達動作的意義、對自發性表達的鼓勵、想像力的練習，和在藝術治療中使用不只一種的溝通模式等等。

　　這些對未來研究的建議，需要我們開始視自己的學科為一整體來探查，但同時進行我們個人化獨特的研究。什麼是我們都想做的？貫穿整個藝術治療社群中，什麼樣的價值觀和義務是我們應該共同分享的？而又是什麼樣的現象把我們牽引在一起？

　　如果我們在準備研究的時候，能把這些問題放在首位，我們將更接近達到建立一個能分享目標和方法的研究傳統。

　　我們必須進入一個新的階段，在此階段中，我們把自己的專業當成是一個整體、一種投入自我和藝術的過程、治療的動力，以及把我們的病人和他們的藝術，作為系統化探究的目標來進行調查。藝術本位研究是一個渴望尋找出新方法來思考和持續回歸我們學科現象的方法。

在藝術治療中，
研究是焦點

　　1980年代期間，藝術治療文獻開始對研究這個議題愈來愈關注，這種與日俱增的關注，主要來自於為數眾多的碩士和博士研究課程，而這些課程則要求藝術治療師要投入對他們的臨床工作進行系統化的研究調查。在某些情況下，這種新趨勢帶來了介於理論研究和實務工作間不必要的分裂。我會試著透過重新探討在新的藝術治療研究文獻中的一些關鍵性文章，來展現我們的專業如何延續先驅們的臨床實踐者研究模式，但同時用一種更濃厚的研究角度去滲透反映式的實務工作。在先驅們的著作中，「研究」一詞之所以很少被提及，也許是因為他們都過於忙碌在研究自己工作中的現象。一個新學科的成長所造成不可避免的結果，就是帶來更多對實務經驗的學術研究機會。這種對研究的關注，也會帶給藝術治療界渴望的尊重和專業的認可。

　　在探討藝術治療文獻中對研究的專注之前，我們其中的很多人發表了自己研究專案的結果，這些研究專案把藝術活動用來當成是一種產生出有關於不同心理狀況資料的方法（*Wadeson, 1980a, p.320*）。例

如，在1970年代早期，我督導了一位研究生，他有興趣記錄人們對恐懼作出反應所產生的不同內在影像，並且也希望能更加瞭解，恐懼是如何激發藝術的表達。我們的資料包含了由188個人所創作出的數以百計圖畫，而這些人包括成年人、專業藝術家、精神病患和兒童。我們從這些作品中發掘出重複出現的主題，同時也發現精神病患與其他參與者相比較之下，並不傾向於表達出更「病態的」主題。參與在這個研究報告的人都認為，創作出這些圖畫的過程，幫助他們更加認識自己的恐懼（*McNiff and Oelman, 1975*）。

雖然這個研究最終讓我們更瞭解藝術治療經驗的本質，但最主要的目的是要用「藝術」去瞭解心理狀態，並且概括出，藝術在心理研究中可以被當作是一種資料來利用。為了回應藝術治療界對我研究的批評，以及研究生對我所提出的挑戰，我開始探討必須如何開拓符合藝術治療實踐方法之研究道路的議題（*1986a, 1986b, 1987b, 1989, 1993*）。

Debra Linesch在1990年代期間，逐漸成為藝術治療研究的主要貢獻者。她把不同類型的研究作了分類，但更重要的是，她鼓勵藝術治療師去用他們獨特的技能，作為研究藝術治療經驗的基礎。Linesch指出，藝術治療師是如何經常對作研究這個想法感到不舒服，因為他們還沒意識到，其實除了西方科學實證主義下的研究方法外，還有許多其他方法可以選擇。藝術鼓勵人們使用多樣的和具爭議性的方法去看世界，也因此藝術治療需要可以確認這些差異的研究方法。

Linesch已經發起了在藝術治療中，有關研究主題的研究方案。她在美國的藝術治療研究所課程裡，開拓出對研究進行探討的道路，她並且斷言，在渴望使用創造性研究方法，和比較能被接受的傳統研究方法之間，存在著相當大的緊張情勢。Linesch也記錄下學生如何在進入藝術治療研究所課程之前，仍然沒有意識到，研究可以不必要是量化的和科學的分析。她針對藝術治療的研究所課程所作的研究報告中指出，個

案研究是如何成為最被經常使用的研究方法，因為它具有能力去表達出
在治療中創造性過程的動力。

　　Linesch肯定了在藝術治療研究所課程裡，存在著「一個介於臨床
訓練、創造力和學術研究之間錯綜複雜的相互作用」（*1992, p.134*）。
她鼓勵藝術治療專業人員應該建立研究的態度和方法，而這些態度和方
法能允許創造性過程和學術研究之間的統合。現在，有愈來愈多在心理
學領域中不同類型的研究程序，逐漸的被探索出來，這種現象剛好支持
了藝術治療界，能對整體研究社群作出獨特貢獻的想法。Linesch認為
這是個好時機：「我相信廣泛的研究方法學，能為藝術治療探究提供令
人興奮的機會。這樣的廣度，足以讓藝術治療師在投入嚴謹的學術工作
之餘，仍能對藝術創作過程維持基本的信仰。」（同上，*p.134*）

　　在一篇和Maxine Borowsky Junge一起寫的論文裡面，Linesch 激
勵藝術治療師們，身為研究人員，應該透過利用自己對現實的象徵性和
直覺式觀點，以作為嚴謹的學術研究基礎，來發掘出自己的聲音和特質
（*1993*）。這篇論文的作者，描述了他們是如何提供給藝術治療研究
生機會，去學習不同的研究方法，然後再決定哪些策略才適合他們個人
的興趣和風格。Rosalie Politsky重申這篇文章的觀點，她提倡一個「更
統合」和「對知識範圍更具完整代表性」的方法去進行研究，並且能在
不同的創造性藝術治療模式裡體現（*1995c, p.313*）。

　　Junge和Linesch在他們1993年的研究報告中，識別出九種可能符合
藝術治療師興趣的不同研究「文化」：

- 現象學研究（phenomenological studies）：研究人員努力地去把
  經驗和探究對象，當成是有生命的物體去進行瞭解，並且將關於
  這些事物的預測猜想和理論減到最小。

- 啓發式研究（heuristic studies）：透過專注於研究人員的內心經
  驗和發現來調查現象。

· 詮釋學研究（hermeneutic studies）：強調研究人員和研究對象之間的詮釋性對話，並且同時承認研究會不可避免的受到個人的、文化的和歷史的偏見所影響。在Debra Linesch 1994年的論文中，她記錄了對前後關係背景之投入的詮釋學方法，是如何增進心理治療對話的詮釋，並且幫助藝術治療師看到「圖像所暗示出的方向，而非圖像背後潛藏了什麼意涵」（*p.195*）。

· 民族誌研究（ethnographic studies）：讓研究人員沉浸在研究中的獨特文化環境裡。

· 實證／分析式研究（empirical/analytic studies）：根據科學實證主義的方法來量化和測量探究對象。

· 行動研究（action research）：在一個特別設置的情況下，使用研究調查來作為一種鼓勵改革的方法。

· 比較式／歷史學研究（comparative/historical）：依循歷史學的規則，在橫跨幾個時期的範疇內去探查現象。

· 理論式研究（theoretical research）：專注在將理論當成是研究的對象，努力去創造出新的理論，和／或對現有的規範進行批判。

· 最後是，成效評估研究（evaluation research）：通常使用行為科學的量化和質化方法，去評估研究方案的效果。

這個研究法目錄，對於藝術治療師們來說非常有用，因為他們需要被提供一個在研究方法上，所有實用的可能性範疇。Junge和Linesch強調，那些值得被接受的研究定義，是如何深入地改變了文化價值。他們的目標就是要擴充藝術治療在研究上的遠景，並且激勵他們的同事對研究變得較不受拘束、更創新，並且讓學術研究充滿更多的可能性。

我在分類研究方法上的經驗顯示了如Junge和Linesch所形容的，研究法總是彼此混雜和綜合。然而，就像Junge和Linesch在論文中所陳述

的那樣，對研究的不同觀點進行瞭解是頗為重要的，然後接著依照特別的研究情況來運用它們。理論方法經常支配了研究專案，但相對的，我們可以盡可能的使用任何工具，去對一個問題或一種情況作系統式的研究。以藝術治療為例，創造視覺影像的過程才是探究的基本條件，而不是研究理論。如果我們繼續讓這些現象成為研究調查的中心，我們將無庸置疑的發現，研究方法會因為某一個別研究的需要而自然浮現。

在Junge和Linesch的論文中所列出的分類表裡頭，並沒有包括藝術的探究，這顯示了此份列表只是用全面性的方法去瞭解各種情況的簡易指引，它們從未概括所有的研究法。對藝術本位研究法的遺漏，也是起因於一個現實，那就是，藝術治療界仍然依靠外來的學科去定義自己的研究方法。

雖然這份列表在擴張我們研究的想法上頗為有用，但這種操作式的分類法，只能指示出我們有多少不同選擇而已。對一種研究「類型」的堅持，不應該只優先採用某一方法，而卻忽略了針對我們所研究的問題，去使用任何適合的工具。我們對這些各式各樣研究類型的命名只是過眼雲煙，然而嚴謹的探究過程則會長久堅持下去。

在1970年代，Frances Anderson和Sandra Packard進行了一個我認為是在藝術治療文獻中，最有用和最吸引人的研究計畫之一。他們比較了藝術治療和藝術教育之間的不同（*Anderson and Packard,1976; Packard and Anderson, 1976*）。我們如何分類這種研究類型呢？這類研究適合現有的分類項目嗎？或者我們應該為這種研究再創一個新的名字，如比較式分析法（Comparative Analysis）？但我認為，只顧把研究按照分類項目來分類，可能會降低這個研究的影響力。

Debra Linesch在1995年所寫的論文，對藝術治療研究有著另外一個重要的貢獻，她記錄了一項自己的研究，在這個研究裡，她針對五位藝術治療師對研究的不同態度進行探討。她記載這些藝術治療師們與研

究相關的個人背景、每個人把對研究的興趣和臨床實務工作相結合的程度，以及他們所經歷過的障礙，和他們如何維持對研究感到興趣等種種因素。Linesch說明了個人的態度和先入為主的想法，是如何限制了研究的可能性。她描述自己因為不願意去為研究下定義，而造成在研究上的困難，但最終，這個對定義的質疑，正是「孕育出藝術治療領域中，產生研究新想法的沃土」（1995, p.264）。

與Pat Allen在1992年藝術治療中所發表關於臨床化症候群的論文一致，Linesch記錄了有關在藝術治療學術本質裡，狹隘、保守和不可靠的想法是如何限制了創造出更具想像力的研究方法。她描述：

> 所有五位參與者，最初都懷著先入為主的想法，他們認為在藝術治療領域中的研究，必須遵循傳統的、量化的和歸納的方法。這種想法似乎同時支配和阻礙了作研究的渴望，再加上由於他們五個人之間的相互影響，使得這種想法變得更加強大。此外，他們同時抱持著另一個想法，認為藝術的過程似乎會阻礙研究的進程。其中一位參與者表達了她的挫敗感，她覺得藝術過程太過於主觀，因此造成與「適當」的研究方法所要求的合理和有效等要素脫節（同上，p.264）。

在Linesch的研究中，所有的參與者都形容他們的研究興趣跟臨床實務工作相連緊密。這個發現強調了在藝術治療的研究所訓練課程裡，去支持臨床實踐研究者的模式是多麼的重要，因為這種研究方法或許能讓學生在整個職業生涯中，都可以發展和使用這些做研究的技能。實踐和理論之間密切的關係也充分顯示，研究方法論最終會在藝術治療經驗中，反映出被用來促進瞭解的獨特過程。然而，當藝術治療界可以開始使用自己在創新研究上的潛能之前，我們必須改善這門學科對自身能力

的看法，因為我們能透過本身獨特的探究模式，為學術界作出貢獻。

在密爾瓦基市（Milwaukee）的蒙瑪利學院（Mount Mary College）裡，Lynn Kapitan負責督導碩士學生的論文，她使用重新建構整個研究經驗的創造性方法來進行實驗，是為了要鼓勵一些充滿自信、熱情和想像力的研究方案。她把研究比作是打獵的原型過程，研究生們接受技巧訓練來捕捉正在逃跑中的獵物，並且在圖書館和藝術治療領域裡搜尋推算的策略、想像力和警覺性。Kapitan形容那種在尋覓過程中所產生的「無力」感覺，驅使藝術治療界堅持要根據科學的實證主義標準，去證明自己並且確保能存活下去。她用打獵作為比喻來激勵學生們，去重新概念化研究的過程，並且把研究過程視為是對我們所有人來說，一種出自本能的東西。透過教授研究方法，她描述了這些搜索是如何開始用來滿足我們對研究的飢渴。打獵好比是藝術：

> 在所有形式的探究中，獵人和藝術家都傾向只使用一種感覺或工具，那就是視力或視覺。獵人般的研究員接受訓練去知道該如何反覆地觀察：在任何時候、任何情況和任何方向下，都要摒除偏見、專心注意、控制變化，並且將所有這些要素統合起來，成為敏銳的焦點。獵人無法知道關鍵的時刻會在哪裡，和在什麼時候發生，也不知道將會發生什麼。因此，獵人不會沉迷於主觀推測，而是精確的摒除假設、避免疏忽，總括來說，就是要保持警戒（*1998, p.25*）。

Kapitan以打獵為例的創新說明，顯示了我們如何運用創造性的想像去修正研究中的所有事情。她指出，藝術治療界需要克服恐懼及不切實際的幻想，以免誤解研究過程。她那富於藝術感的改革，論證出研究是怎樣可以藉由我們的經驗和學科的獨特性質，而自然地延伸出去。

Kapitan對研究的憧憬，激勵了我去尋求一種新的語言和別具特色的探究方法。但最重要的是，她重新概念化了整個研究事業，並且指示出，如果我們能拋開預設立場去相信創造性發現的過程，我們在研究路上就能夠走多遠。

Judy Rubin也承認了對探究過程的刻板偏見所產生的問題。她鼓勵藝術治療師用「更顯淺的術語」去進行研究，並且去發現提出問題和回答問題的創造性方法（1984）。Rubin希望藝術治療界能避免用一種「過分狹隘的觀點」去研究，她建議我們應該與藝術教育、特殊教育和其他相關領域合作。她引用了Kenneth Beittel在1973年所提出有關藝術教育的研究，來確定「瞭解和評估藝術過程是非常複雜的挑戰，我們需要用更多的現象學觀點，但較少量化的方法去處理它」（Rubin, 1984, p.185）。

當藝術治療經驗與心理治療的錯綜複雜性質有關聯的時候，它的複雜度和可變性就同時被擴大了，或許，這就是為什麼藝術治療界在意識上要清楚提出自己的研究傳統時，進展得如此緩慢的主要原因。然而，Rubin舉了一些如何使用傳統研究方法來測量的範例。她激勵藝術治療師們去從事成效研究，而這些研究將確認出「所有藝術治療師都覺得會發生的，但無法在較少偏見的證據下，容易地被溝通出來的改變」（同上，p.185）。

Rubin強調了在一段治療過程中，有許多「客觀」的行為領域可以被評估出來，例如，個案離開畫架去思考構圖的次數，和小孩求助的次數等（同上，pp.184-185）。所有相對較客觀的因素，都可以在藝術治療經驗裡被鑑定出來，這些因素可以在實證研究方法的背景下，被計算和被測量。量化分析無疑會產生新的見解和新的問題，而且不可避免地會在專注的和系統化的探究中浮現。然而，這種實證主義的方法，只是所有在藝術治療研究方法中的其中「一部分」。

在全面性的研究方法裡，計算運筆次數和某一種特別顏色出現的次數，都有其意義存在。雖然有許多的藝術治療師對這種計量方法不感興趣，但我已經學到，所有可以想像得出的研究模式，似乎都對整個藝術治療事業作出貢獻。一種對運筆次數的統計分析，也許對很多人來說會認為，這種作法並不能提供給接受藝術治療的人多少直接的幫助，但從我自己的經驗裡學會，每一種真誠的研究，最終都會對全體的研究環境作出貢獻。

為了致力於為藝術治療研究生所寫的個案研究，引進更具試驗性質的嚴密作法，Marcia Rosal支持使用「單獨案例的實驗式研究設計」（single case experimental research design）（*1989*）。病患在「起線階段」（baseline phase）中被觀察，並且被記錄下在「治療階段」（treatment phase）時的治療結果。Rosal相信，敘述性的個案研究是一種「過時且無效的」方法去評估治療效果，因為它根本沒有將目標放在「把特定的行為視為從屬變數來測量」（同上，*p.73*）。從辨識和測量行為改變的角度來看，敘述性的個案研究也許真的不恰當，但正如Rosal在文章中所陳述的，這種研究方法的確在讓我們瞭解治療上作出其他的貢獻。Shirley Riley最近強調：敘事和編造故事的過程，是人們建構意義和「發明」我們所生存之世界的方法。如果治療的目的被視為是在重新述說「古老的劇本」，那麼臨床實踐的成果就如Riley所建議的那樣，「不為其他人，只為單獨個案或家庭，量身訂造的劇本一樣」（*1997, p.284*）。

雖然一些藝術治療師多年來一直使用繪畫、素描和圖示表達，當作是診斷的工具，但這其中有許多是值得商榷的問題。這些程序並沒有根據可信的心理學理論和資料，來支持它們的可信度和有效性。那些堅持透過藝術對患者的人格特質進行分析評估的治療師，堅信這樣才是藝術治療中唯一真正的研究，但他們其實並沒有具說服力的處理到實證科學

探究的基本條件，這些包括：根據隨意的和廣泛的資料所產生可以複製的結果；一種在藝術治療社群中，認為性格特點與藝術表達之間還有許多其他聯繫方法的共識；以及一種用規格化和被普遍接受的成果測量，來證明診斷性藝術實踐是正當的存在。在過去，藝術的診斷分析已經幾乎排外地建立在一個特殊的理論結構上，這種理論結構根本不是起源於藝術治療實踐的主流。在1993年，Elizabeth Leigh Neale和Marcia Rosal進行了一個關於用在兒童投射性繪畫程序的文獻探討，他們討論了可信度和有效性的議題，以及其他關於這些技術具有爭議性的領域（*Neale and Rosal, 1993*）。

當一個研究計畫牽涉到用量化的角度，去診斷和分析某些藝術題材時，這等於是用一個頗具價值的科學性調查方法，來研究無法十分客觀的資料。例如，一份診斷性的測驗，假設用某種特定的方法去畫一個人像圖會具有一種特定的心理學意義，然後，將這種測驗運用到一群都被診斷有相同精神疾病的研究者上，來確認這個假設是否正確，即使在這個研究團體的大部分成員，也許可能都以相同的方式來畫人，我們還是無法客觀的說，哪一個特別的藝術圖像具有絕對的心理涵義，這樣的研究只是企圖去量化詮釋後的詮釋，所得的「資料」純粹是主觀的推測。

Harriet Wadeson 曾經說過，「一件藝術作品無法說出全部」（1980a, p.328），在藝術治療文獻裡，還有很多其他類似的言論建議，我們應該去修正早期透過既存的理論涵義來處理圖像的這種趨勢。現象學式的「托架」策略牽涉到，當我們在處理探究的對象時，要先克制自己對它們進行批判，這種思維在最近有關研究的藝術治療文獻中，已經愈來愈被廣泛地提到（*Quail and Peavey, 1994; Fenner, 1996*）。現象學鼓勵我們要先克制賦予經驗一種詮釋的直覺反應，以讓圖像在我們的思考中運作。Rubin描述了一種類似的方式，她鼓勵「用開放的心態去看，直到中心主題開始展現出輪廓，而不要在藝術治療經驗中，進

行分類或貼標籤」（*1987, p.xvi*）。

　　早期的藝術治療診斷評估非常獨斷地只分析圖畫，這讓藝術治療因為只關注結果而誤入歧途。Laura Burleigh和Larry Beutler對藝術治療文獻進行了一個非常嚴謹的分析後表示，從在建立藝術治療成效的科學研究中，他們並沒有蒐集到任何有關圖畫分析具有成效的客觀證據（*Burleigh and Beutler, 1997*）。

　　儘管如此，我意識到診斷評估在治療實踐上，是一個極其重要的層面，而且，藝術治療專業已經開始在臨床評估上，執行以藝術為本位的方法，這些方法非常注意評估的可信度和有效性，並且用綜合的理論觀點去看問題（*Cohen, Mills and Kijak, 1994; Knapp, 1994*）。雖然圖畫診斷測驗所需要的標準化，跟藝術的基本動力相互抵觸，我承認，在產生用來比較的資料、觀察模式，和處理可信度及有效性的議題上，有限制的去使用標準化的規則是有好處的（*Malchiodi, 1994*）。可是，我極力主張，藝術治療師應該去探索藝術和行為科學研究之間的連結，避免透過分析資料，而將個案擺放在分類的架構中，並且謹防將藝術治療硬生生的塞入一套強制的程序裡。

　　最近在有關圖畫診斷分析測驗的文獻中，出現了一種對整體藝術治療經驗背景上，令人耳目一新的敏感度，跟早期只按照某一特定理論架構，並且完全不提創造過程就標籤圖像的傾向完全不同。藝術治療師愈來愈意識到，一種可被接受的診斷評估方法，必須同時也包括在藝術治療中所有的哲學思維，並且「反映出病患在治療全程裡情感和行為的改變」（*Cohen, Mills and Kijak, 1994, p.105*）。診斷評估，最終必須以一個人在一種情況的整體背景下做了什麼為基礎，而不能僅僅只建立在一種對單獨圖像的詮釋上。研究員在探究臨床評估的過程時必須記得，在圖像的特定表達範圍外，要賦予它們客觀和具決定性的意義，是根本不可能的。

　　我歡迎和鼓勵實證的研究，因為這是建立在所有程序和成果的基礎上，而這些程序和成果，代表了整個藝術治療社群所共同分享的信仰。然而，我們卻缺乏全面性的成果資料，其原因可能大部分來自於我們在臨床上和概念上的重要差異，這種差異根源於藝術治療專業的本質和其成果。我將在本書的下一部分中，提出一些實證研究的可能性，我相信這些研究，是可以在支援和尊重藝術本位之探究目標的前提下來進行。當我們能更加瞭解我們想評估的到底是什麼的時候，我堅信實證調查可以被視為是，透過藝術的探究來互補探索式研究的過程。探索式的研究可以被導向到產生具有效果的證據，而藝術的探究則是一種發現的方法。這些不同的研究方法可以被視為是夥伴，而非競爭對手，因為我們同時需要它們。

　　跟Linesch和Rubin所建議的一樣，藝術治療界必須要重新架構自己的研究理念。當我們不管在什麼時候討論到有關研究的議題時，藝術治療師們總會不斷地提出以下五項要點：關於研究本質的態度需要被改變；對基本成果資料的缺乏；需要與藝術經驗相一致的研究方法；與其他學科公開且互相合作的好處；以及體會到臨床實踐者的研究，對藝術治療專業來說，也許是最普遍和最有用的研究模式。

　　藝術本位研究可以用某些方式來執行，以顧及到以上所說的所有考量，但首先，我們必須建立一套美學的認識論，來證實我們憑直覺就知道的東西。我們必須尋找在我們的藝術治療經驗中，能與所感受到的真相相互溝通的方法。接下來的這一章節，提供了最近在藝術治療領域中的創新研究案例，這些範例對產生這個新的認識論有所貢獻。

藝術治療文獻中
的藝術探知

　　未來的藝術治療研究若要成功，沒有任何一個因素要比創造出探究方法，以及一種更普遍的從藝術治療經驗的基本動力中所浮現出來的實驗文化更重要的了。我們的研究也必須繼續把自己在專業上對實踐的投入，當成是研究的基礎。然而，我們同時需要去擴展到底治療實踐構成了什麼的視野。Debra Linesch相信，藝術治療研究「是一個極度個人化，並且以過程為導向的努力成果，這樣的努力，需要用特別的鼓勵作用去克服根深蒂固的阻力」（*1995, p.265*）。這是在我們的工作上非常深刻的個人化特質，而我認為，這種特性阻礙了我們從事更深入，且更具思考性的研究，而這些深入且具思考性的研究，才能最終展現出藝術治療的基本性質。我們易於錯誤地認為，研究應該是要脫離人性，並且需要保持一段客觀的距離，這樣的想法與我們所研究的現象本質是背道而馳的，因為很多時候，這些現象是基於研究人員的主觀投入。藝術治療研究生和專業人員需要相當多的「鼓勵」去認清一個事實，那就是，在這個新興專業的研究裡，我們可能需要許多傳統科學研究所不提倡的

個人沉浸，和自我表達的方法。藝術治療的溝通方式，提供了相較於解析的、線性的和脫離人性的治療方法外的另一種選擇。在這個範圍裡，我覺得我們的研究傳統必須從現在開始趕上，可以刻畫出我們臨床實踐特徵的改革。

我的一位同事剛剛才向我描述到，她想從事一項研究，去探討什麼時候一件繪畫作品才算是完成的議題。她考慮使用自己的藝術創作過程來當成這個研究的基礎，當然，這樣的研究也可以擴展到包含其他人的經驗。我們彼此討論著，針對結束過程所作的思考說明，可以在每一幅圖畫完成的同時被記錄下來。我們同時也討論出，也許在繪畫的過程中隨意地停下來，並且評論在那時繪畫的完成度，以及為什麼還不能完全終止繪畫的理由會比較有趣。她提到一個在藝術治療團體中所使用的技法，由一個人作畫和評論繪畫的過程，但讓另外一個人去觀察和記錄。這種治療技法可以透過系統性的應用、資料的產生，和以能識別出固定模式及其他重要發現為目標，去分析在過程中發生了什麼，來作為一項研究。這種經驗是否能成為研究專案，在很大程度上，取決在執行探究的方法，以及有關成果交流的目標。

當我使用個人的藝術表達，作為反映出藝術治療動力的基礎，而出版了兩本書，我跨越了藝術治療研究的門檻（*McNiff, 1989, 1992*）。雖然Freud把自己的夢當成是他的研究主題，Jung也把自己的夢和繪畫都包含在他的研究中，藝術治療研究卻已經將治療師和病患嚴格地區隔開來。我覺得這種主觀和客觀的二分法之所以存在，有很大的原因是來自於早期藝術治療師需要評估其他人的藝術表達，以找出具病理指證的特徵所造成的。根據我的研究所學生多年來的創新研究，我感覺到，對自己藝術作品的第一手投入是非常必要的，因為我們可以藉此對刻畫出藝術治療經驗之特徵的過程，獲得更直接的瞭解。在這種方法中，我們對研究的關鍵性轉變就是體認到，藝術創作過程和藝術表達是研究的首

要對象。具備藝術家研究員的意識，是瞭解這些其他現象的一種必要工具。

　　當藝術治療界開始看到，我們被主流治療界認定爲只是在診斷上的附屬工具所造成的局限時，有愈來愈多的焦點被放在心理治療過程中對藝術的使用上。爲了與流行的心理治療理論保持一致，藝術治療師把注意力放在治療師和病患之間的移情作用上，他們用藝術的表達來提供機會，以擴展在治療關係中超越文字的溝通。

　　當然，藝術治療不僅僅只是意味著治療師和病患之間的關係。我們的研究也必須探查到藝術創作的過程，並且在治療上去回應它。當我們用藝術的和原型的角度去看待藝術治療過程時，創造性過程的能量，就能開始發揮它具康復和治療性改變作用之媒介的全新重要性了。爲了更加瞭解這些過程，我們需要馬上且直接地投入對它們的研究，即使有時候這樣做是不太可能的，尤其是當我們專注在另一個人的藝術經驗上時，因爲這個人通常是我們的個案。

　　在研究中，當我們看到別人都開始使用類似的方法時，最具決定性的新方向便會被確定出來。我曾經體驗過一項研究專案的出版，這個專案記錄了Rosalie Politsky對自己繪畫的投入，它成爲我對這種藉由藝術的探究來處理研究的新方法上具決定性的轉捩點（*1995a*）。之後，Patricia Fenner發表了她的研究報告，她花了超過兩個月的時間去創作45張圖像，而這些圖畫成爲她的「日記式紀錄」（*1996*）。她將這項研究命名爲「啓發式研究報告：使用短暫的圖像創作經驗來進行自我療癒」。

　　最能強烈肯定出「第一手」的藝術性研究是Pat Allen的書《彩繪心靈》（*Art is a Way of Knowing*）（*1995a*）。當我寫完兩本以展示和處理自己的藝術作品爲基礎的書之後，再閱讀Allen的書，我覺得她把藝術過程帶到另外一個更直接的層次，這個層次就是我所描述過的，

「在創作的過程中，對靈魂充滿熱情和狂烈活動，所作的真切反應」。
Allen透過個人對藝術「認知」的審查，踏出了進入藝術治療研究內最
終極的一步。她展示自己的繪畫作品，並且描述創作過程，在這過程
中，她的目標是要把藝術治療帶到藝術經驗的核心裡。Allen的繪畫是
自發性的，也是情感的直接表達。這些發自內心深處且活生生的圖像性
質本身，可以被視為是在藝術治療研究中，喚起一種全新的、完整的調
查和呈現方法。當我看著Allen的繪畫時，它們激發我去使用一種更加
直接、開放，且緊湊的繪畫表達方式。

　　Allen是一個投注於藝術表達，並且反映在生活上的典範，我們希
望能在藝術治療中看到這樣的投入。她激發了其他人去從事跟她一樣的
工作，以真實地表達自己，並且相信，創造性過程可以把他們帶到自己
需要前往的境界。培訓中的藝術治療師和經驗豐富的臨床實務工作者，
都需要持續回到個人對藝術認知的源頭，並且研究它的深度。身為一位
頗有成就且富有經驗的藝術治療師，Allen承認，「雖然我已經研究和
從事了藝術治療很多年，但我最重要的經驗來自於，使用藝術媒材去發
現，並且跟隨自己的視覺影像泉源」（1995a, p.xv）。她透過一種對自
己藝術創作的長期記錄來論證，她個人的現身說法是如何藉由持續的創
新過程而浮現出來的。我們對未知的探索，是藝術本位研究能達到什麼
程度的例證，它使我們在瞭解生命、自我、藝術治療，和其他創造性過
程的方法上學習更多。

　　Pat Allen研究了藝術媒材在藝術治療經驗中能做些什麼：「如果你
的意圖清楚地表明，要使用藝術作為一種認知的方法，那麼媒材就會合
作地用不可思議的方式來服務你。」（同上，p.14）我們運用各種藝術
媒材，在各種環境裡共同創作，因此，藝術治療界需要變得更加瞭解參
與在創造過程中所散發出來的各種能量光束。我們並不能只是簡單地進
入自己的內心世界而已，我們是要與創造的全部過程一起工作。

　　在方法論方面，Allen的探究，確定了我們很少會預先知道藝術活動中會產生些什麼，但我們可以相信，藝術過程會自然產生我們所需要投入的東西。透過她對個人藝術創作經驗的記錄，Allen證明了創造性行為，如何可以讓我們能用美學的角度，去思考難以理解的情緒和記憶：

　　　　藝術創作，是一種可以讓我們居留在任何出現於我們面前，並且要求我們注意之現象的方法。閃躲困難是一種普遍共有的傾向，然而，圖像創作允許讓你集中精神地停留在那個困難裡，但同時透過使用藝術媒材的愉快感受，來讓那個停留變得可以忍受。特意為了某個問題而去繪畫是不必要的，你只要寫下一個清楚的意圖來知道自己想瞭解什麼事情，然後拿起材料開始創作就行了（同上，*p.17*）。

　　透過我們對自己藝術的詮釋過程來進行實驗，將能顯示出圖像是如何永遠無法被賦予絕對性的意義。根據Allen的經驗，她下了一個結論：「想要為一個圖像作出絕對性的推論，那等於是要把它當成嚮導的力量全部剝奪。」（同上，*p.59*）她把圖像視為是自我發現之旅上的助手和夥伴。Allen的實驗確定了，當我們進入圖像的想像空間裡且繼續創造性的發現過程時，藝術治療經驗中的深刻道理是如何產生的。

　　Pat Allen在《彩繪心靈》（*Art is a Way of Knowing*）這本書中的探究，不是以研究的方式呈現，但在這方面，這本書提醒了我們，當我們跟隨和信任創作性過程中與生俱來的智慧時，我們專業裡最重要的成長才會不斷地出現。當我們愈來愈關注藝術治療的研究時，我們需要更加小心，不要讓過度使用專業的方法和術語，而使我們遠離圖像的語言，因為這些方法和術語，可能會干擾藝術治療過程的創造性

流動。Allen擔心，在藝術治療中日漸增加的專業主義，會「剝奪了藝術最有影響力的資產，以及那種能消除界線，以顯露出我們與他人之間相互關聯的能力，並且同時喪失了我們自身獨特性的尊嚴」（*1995a, p.xvi*）。當我們在藝術治療研究上發展出不同的方法時，我們必須把「藝術的認知」擺在研究法名單中的第一位，並且確保我們專業的成長，會將藝術經驗的核心持續的發展下去。

在Allen的《彩繪心靈》（*Art is a Way of Knowing*）一書中所使用到的藝術探究方法，與個案研究非常接近。典型的個案研究是透過傳記式的觀點來看待經驗，而Allen的研究，則是利用自傳體的形式，這種形式，比起對另一個人的藝術經驗所作的敘事性描述來說，提供了一些更為獨特的見解。

Quail和Peavy在1994年的藝術治療研究專案裡，記錄了「一位個案的經驗」，他們提出了另外一個極其重要的參考架構，這個架構可以讓我們「接近個案的經驗和意義系統」（*1994, p.45*）。他們的研究建議，當個案陳述了藝術治療過程中所發生的事情，她會更加瞭解自己在治療上的經驗。藉由個案本身的觀點去描述治療過程，Quail和Peavy轉變了治療師一直以來主觀的去賦予他人的經驗某些意義的藝術治療歷史。我們需要更多類似這樣的治療經驗，因為這類型的治療方式，可以改正藝術治療師一貫去猜疑個案對自己的治療經驗所作的解釋。我們在心理學理論中所提到的防禦、抗拒和逃避心態，已經造成在治療經驗上一種主要觀點的遺漏，因為我們一直迷信治療師要比個案更能描述治療過程中所發生的事情。這種對個案的不信任，有大部分的原因是出自於一種錯誤的假設，那就是在治療經驗上，我們只能有單一且權威的觀點。但我們需要所有的觀點，也需要所有的故事和風格，因為每一種東西都將產生有關於整體複雜之治療經驗的資訊，而這些資訊是無法僅僅只被包含在同一種參考框架，或者同一種溝通方法裡頭。

Maxine Borowsky Junge對門的圖像探究（1994），是在藝術治療文獻中最具啓發意義的研究範例之一，他示範了當我們運用不同的規則去思考一種特定的現象時，一項研究專案便會自然且簡單地浮現出來，這項研究從它的研究圖像中成形。Junge檢視了二十世紀的畫家所創作出來有關門道（doorways）的圖像，她反映出這些藝術家，是如何去證明我們是怎樣人工地建構出自己與周圍環境之間的分界線。這些門道的圖像，並沒有被我們加入特定的意義，來評估創作出它們的藝術家們，而是被當成是對一種能更加擴展藝術治療實踐的通道，它結合了藝術史、藝術、環境心理學、詩詞、哲學和建築等領域，所有這些學科都專注於去探討門的原型圖像。

Junge的研究之所以能讓我覺得如此地眞實，和如此的震撼，是因爲她並沒有試圖去證明任何事情，她只是努力地深化我們對於門的各種心理和物質屬性的敏感度。這項研究成果證明，研究是如何能幫助我們擴張對投入藝術治療時所產生之現象的理解。繪畫本身就好像是溝通內外世界的門一樣。Junge鼓勵我們去研究藝術家的經驗和作品，並且從他們那裡學習到更多關於藝術治療的東西：

> 這項研究提出了不同的資源和不同學科的訊息，它也許可以讓藝術治療師去瞭解人類、自然和改造環境三者之間的關係本質，我們從藝術家那裡理解到，我們一直以來是如何地生活、應該怎樣地去生活，以及如何能獲得關於我們所從事之工作的洞察力（1994, p.356）。

Junge的論文讓我認識到，我們是多麼地不善於去運用藝術家和藝術作品，來瞭解藝術治療的經驗。藝術治療師已經被視爲是能運用他們對藝術表達在精神病理學上的研究，來分析藝術家的作品，但我從未經

歷過在Junge的論文中所呈現出來，如此直接且令人振奮的挑戰，我們可以把藝術家當作是教師和導遊，以增強我們對謎樣般藝術表達，和內心私密空間之重要性的深層理解。去確認Edward Hopper、Alice Neel、Georgia Q'Keefe和其他人的畫與藝術治療的關係，爲這些藝術家的創作打開了一扇大門，因爲他們的藝術在此之前都是和藝術治療領域區隔開來的。這種藝術與藝術治療之間相互隔離的狀況，就像Junge在她的文章中所聲稱的「人爲分界線」一樣，造成了介於藝術治療本身對自己專業的認知和更廣大的藝術領域間的隔閡。

Junge對於門的研究，我們可以用許多方法來繼續發揚，因爲它提供了在藝術探究上一條豐富的血脈。將來的研究可以去包含，藝術治療師們如何透過他們自己的繪畫、創造性寫作和表演，來開拓與門道相關的主題，而這些研究將能創造出更多直接與藝術世界相互聯繫的管道。關於門道的想像，可以藉由去記錄薩滿教的文獻和實踐來拓展，例如Stephen Larsen的著作《薩滿巫師的門道》（*The Shaman's Doorway*）（*1977*），記錄了從一個世界通往另外一個世界的旅程。我相信Junge的研究之所以有力量，是因爲它專注在一個原型圖像，而這項研究將一個更加普遍和內在的圖像融合在一種特定的形式裡，同時，這種形式可以碰觸到每個人的想像力心絃，並且引發對個人生命的共鳴。這種研究方向也可以擴展到去探討其他重要的原型圖像，例如：窗、橋、母親與孩子等等。正如Junge所論證的一樣，這些圖像和其他學科之間可以牽連出許多關聯來；但這種以去調查某些特定圖像爲基礎的研究，要能確保研究的過程與藝術認知保持密切的聯繫。

Maxine Junge有關門的圖像研究，舉例說明了「原型」方法是如何能去用一種特定的方式去看待世界；我很欣賞這種作法，因爲它爲事物的個體性和共同性之間，搭起了溝通的橋樑。Gertrude Stein也許會說「一道門，就是一道門，僅僅是一道門」，但是我們可以透過沉思某一

個圖像更廣闊的象徵意義、詩歌般的涵義、文化背景，和在心理學上的暗含意義，去擴大這個圖像本身的內涵。在Judith Kidd和Linney Wix的短評〈內心的圖像：在治療性藝術作品中的原型圖像〉（Images of the heart: archetypal imagery in therapeutic artwork）裡面，舉例說明了藝術本位的研究，如何可以從歷史和文化的角度來反映出具治療性的視覺圖像。我很歡迎這種多元學科的研究模式，因為這種作法同時不會摒除心理學和傳統的臨床觀點。當我們用一種開放的心態去思考門、心，和其他「具普遍性」的圖像時，這些我們所探究的對象，就會要求我們去運用在高度專業化系統外的知識。圖像對個人的重要意義，會藉由我們去更加瞭解它在這整個世界的地位後，而能真正得到提升。

　　Kidd和Wix描述了關於心的圖像是如何開始在他們的個案和自己本身的藝術表達中出現，他們追隨這種現象，並且把它當作是瞭解治療經驗的一種方法。這些創作者，因而被激發去為心的圖案營造出一個「背景」。他們自己怎樣地去探索「心在藝術、神話、文學和宗教裡頭所呈現之形象的歷史性研究」，這項「研究讓他們瞭解了心的圖像是如何在個案的作品中出現的」（*1996, p.108*）。

　　我鼓勵類似像這種的研究方案，因為它們不但把藝術治療與歷史研究和文化研究相連結在一起，而且他們還引起個人對這個特定圖像的沉思。如果這類有關門或心的圖像，出現在治療師本身的創作及個案的作品中，當我們去調查更具普遍性的模式時，我們就可以馬上獲取到更直接的經驗。Kidd和Wix的研究也驗證了治療師透過藝術來從事個人探索，可以與對個案的藝術作品進行臨床思考和學術研究相結合。我非常欣喜地看到，藝術治療文獻正在向歷史、宗教、文學、神話，和其他文化學科開放，而不是排外地只去認同心理學和醫學。

　　對於專注在探討如何去處理圖像的方法所作的研究專案，我們可以從James Hillman有關圖像探究的論文（*1977, 1978, 1979*），和Patricia

Berry具影響力的評論裡獲得成長，而Patricia Berry的評論，更是提供了一些以圖像為基礎的夢境解析方法（*1974*）。

原型心理學的核心方法是由Rafael Lopez Pedraza所提出的，他認為「我們一定要堅持以圖像為本！」在藝術本位研究中，我們「要透過緊緊把握住確切的現象來調查」（*Hillman, 1977, p.67*）。而Hillman研究的精確性，則表現在他非常注意圖像上。與量子物理學的發現一致，Hillman覺得，科學的客觀性在這種研究中是不可能的達到的，因為「我們總是在圖像中展現自己」（同上，*p.75*）。以上這些方法延續了Jung的主張，那就是要緊緊把握住圖像。

對於圖像的研究，我們需要積極地投入它們，這是一種能讓圖像向我們展示自己的過程。Hillman和Berry提供了許多實用的方法和「工具」來投入圖像當中，這些輔助方法和工具，包括：「重述」（restatement）、「放大」（amplification）、「修飾」（elaboration）、「探索內在關聯」（exploring intra-relations）（*Berry, 1974*），和「對比」（contrasting）、「單一化」（singularizing）、「保存圖像」（keeping images）（Hillman, 1978），都可以形成一種藝術治療研究專案的基礎。原型心理學的研究方式，是藉由使用不同的方法來尋找出圖像的「特殊」性質，以藉此產生一種積極的、對於某一事物之深層意義的「創造」。這種研究方法注重創作的持續過程，並且意識到，一幅圖像終究還是不可能只有一種固定的涵義。在此問題上，原型心理學從它在標籤化圖像的歷史中解放了藝術治療。

原型心理學研究「圖像」的方法與現象學去確實描述「經驗」的方法是頗為接近的，它們都是要讓研究對象去呈現自己。然而，現象心理學對「柔性資料」的信念，就如Amedea Giorgi所形容的「被活化和被經驗」的現象（*1985*）一樣，與傳統科學對物質的探索相互區隔開

來。現象學家的經驗是得仰賴語言，如此才能成爲資料而存在。相對的，去研究藝術圖像和藝術創造過程，則結合了有形的物質和和無形的經驗。現象學仰賴對經驗的口頭描述，然而，藝術本位研究則涉及了對物質的研究，但這些物質並沒有依賴語言來呈現自己，而是讓研究對象本身去成爲資料來表達自己。因此，在藝術本位研究裡的「緊緊把握住圖像」，顯然是與文獻中所形容的現象學研究方法非常不一樣。藝術本位研究需要能直接地從圖像本身，和個人對它的經驗中所延伸出來的探究方法。

　　Rosalie Politsky對令人感到不安的圖像所作的研究，將藝術本位研究從個人對有形物質的經驗爲導向的二次元境界，提升到介於個人、物質和集體社會團體之間相互作用的三次元境界（*1995b*）。Politsky覺得，Robert Mapplethorpe和其他藝術家所表達出來具冒犯性的圖像，可以被視爲是在一個更廣大的社會背景下，試圖去扭轉「缺乏嚴肅的宗教象徵的現狀」。她信奉「病理化」圖像的表達方式，並且去調查它們爲什麼要傳達出這種情感的需要，以及它們如何「用最後的解決手段來盡力協助我們」（*p.116*）。

　　與原型心理學的紀律一樣，Politsky把藝術圖像的驚人作用視爲是我們渴望去溝通交流、集中注意力，並且「將新生命灌注到當今缺乏生氣、垂死的象徵裡」的表達方式（同上，*p.117*）。使用這種帶有目的性的方法，觀賞者會被煩擾的圖像給支配和喚醒，這種方法其實跟惡夢能吸引我們的注意力是同樣的道理。這篇重要的評論證明了我們本身學科的方法和價值，其實可以被改編來符合集體精神的治療和蛻變作用。Politsky建議，「黑暗藝術本身，實際上是能被當作是一系列集體精神象徵來作用，它描繪出那些被集體意識所忽略的要素，並且提供具醫療性和康復的效果」（*1995b, p.116*）。就像Thomas Moore的著作《黑暗愛神》（*Dark Eros*）（*1990*）一樣，Politsky的文章挑戰了讀者去重新

探討那些具冒犯性的圖像和經驗，因為我們對這些圖像和經驗，通常會因為去責難它們令人討厭而對其置之不理或壓抑。我發現這些研究成果對我的藝術治療工作很有用，因為我一直以來都在掙扎，是否要去探究那些以前被視為是在道德上無法被接受的圖像價值。藝術治療師也許能從一些研究專案裡，去辨識和思考你在與令你厭惡的圖像進行溝通交流時所獲得的助益。當我們面對圖像、沉思圖像，並且能頗為藝術地去表達出具有爭議性或令人厭惡的視覺圖像時，我希望我們將能擴展自己的能力，去接受它們在藝術治療實踐中的地位。

Rosalie Politsky探究了介於集體和個人的治療圖像之間密不可分的本質，為藝術治療研究領域開拓出的一個主要的前線，她論證了這門學科可以用來解決在更廣大社會環境中所出現的問題。與其只把統計學的成果作為是社會判斷的根據，藝術治療界也許可以考慮去用具創造力和刺激性的研究成果，去吸引社會對藝術治療的注意。正如藝術可以轉化和照亮那些被輕視的經驗層面，藝術治療研究可以提供一種嶄新的角度去看待集體視覺影像。我們能為擴展藝術史、社會心理學，以及其他調查不同經驗的方法帶來許多工具。

Rosalie Politsky的研究，示範了藝術治療如何可以在傳統臨床框架裡面，去擴大自己的焦點來超越治療方式。我們的研究方法有豐富的潛力，可以應用在廣大的社會層面上。如何把藝術治療用在社區工作室環境中，也逐漸引起大家的興趣，這種趨勢是這門學科的另外一個重要的擴張。

Cathy Malchiodi描述了在工作室環境下，我們需要給予個案較長的時間去從事藝術創作，以及讓他們在較不使用指令的環境下，去協助他們個人的藝術探索，能造成這些個案與藝術過程有「更深層」經驗的結果（*1995, p.155*）。她形容到，工作室與臨床方法的對比，因為臨床方法「經常在五十分鐘的治療過程中，鼓勵快速地作畫、發展未完全的素

描，或者草率的剪貼」（同上，*p.154*）。

　　有愈來愈多的藝術治療實踐在工作室進行，這種現象提供了許多研究的機會。在臨床環境中所產生的圖像能與那些在工作室中所創作出的圖像來相互比較，Malchiodi所提出的時間因素，以及環境和空間的影響可以被用來研究。Cathy Malchiodi敘述到，她之所以踏入藝術治療領域裡頭，主要是因為她個人的藝術創作經驗，也許我們會感到有興趣去探討，一位治療師在藝術工作室環境中去從事藝術治療，是否會比在臨床辦公室中更能感到親近藝術創作過程。此外，我們也可以去問問那些在工作室環境下進行治療活動的藝術治療師和個案們，去比較他們在藝術環境中的治療經驗與在臨床辦公室的經驗間的相異之處。

　　Cathy Malchiodi對她個人「向其他人展示和分享自己的工作」感到滿意（同上，*p.155*），她也提到，工作室環境如何能「建立出一個小社群」（同上，*p.156*）。我相信藝術治療工作室的取向，正在指示出一種新的治療規範，比起傳統的臨床治療方法來說，它更加接近社會精神醫師和生態學家Maxwell Jones（*1953, 1982*）所提出的治療社群的想法。透過和其他人一起參與在提升生命的環境裡，我們能經驗到改變。藝術工作室的空間、和其他人一起工作、藝術創作的過程，以及那些我們所創造出的藝術作品，這些所有的東西都裝載著並且傳遞出豐富生命的能量，而這種能量不單單只影響了個人，還能影響到整個社群。藝術治療鼓舞和激勵著我們繼續使用藉由創造過程所產生的澎湃活力去生活。

　　我最近和幾個大學生討論了藝術治療的目的。我們被一些他們才剛剛畫出來，色彩豔麗且非常有表現力的繪畫所包圍。當我和那些學生們坐在一起的時候，我被藝術治療界經常去忽略的圖像、藝術創作和工作室空間所具備充滿活力的治療作用的這個事實所震驚。在我和學生們共處的房間裡充滿了活力，學生們都期待我談論一些藝術治療如何成為能

決定那些圖畫具有什麼「意義」的方法。我對他們說明關於藝術治療是怎樣能為人們提供藝術藥方。那些在藝術治療裡所創作出來的繪畫，其實真的無法透過語言文字來表達，那為什麼我們一定要用文字和口語概念來將藝術表達詮釋出來呢？為什麼我們不能更加認識到，這些圖像是如何用本身的語言去自我表達呢？我叫學生們去思考我們怎樣才可以更有效地打開我們的心扉，去迎接圖畫所綻放出來的生命力，並且去感受我們周圍的空間。

Pat Allen最近在研究新的方法，希望能在城市社區實踐藝術治療。她描述了她的實驗，用一種工作室的取向，來淡化治療師和個案之間的分界線，甚至有時去消除這些區隔。芝加哥「開放畫室計畫」（The Open Studio Project）的創始人和參與者一起進行藝術創作，以藉由營造出一種能量來促進新層次的創造性表達、消弭人與人之間的障礙，以及創造出更富同情心的環境為目標。Allen主張：

> 開放畫室的首要特徵就是藝術活力。活力之所以產生，來自於各種不同的因素，但活力的主要源泉就是藝術家在此一藝術空間中從事創作。在我看來，至關重要的因素不只是藝術空間，也不只是藝術媒材，還有是在工作室空間裡，去進行創作所產生的活力，這是一種難以形容的組成要素。我在開放工作室裡頭所要學習的主要目標，就是去發現如何進入創造性活力的方法（*1995b, p.164*）。

Allen把她和她的同事在開放畫室計畫裡面所做的事，描述成是「一種對實證研究的重大學習過程」，在此過程當中，他們「避開了傳統治療的概念和實踐」（同上，*p.166*）。他們將「移情作用」轉變成去進行「藝術」創作，這種轉變正是一種大膽的、以藝術為本位的研

究，這種研究實在是藝術治療專業所迫切需要的，我們可以拿來測試自己、改革自己，並且建立對藝術經驗而言獨特的蛻變性治療結果。

在過去三十年當中，我個人的藝術治療實務工作一直都是在工作室環境下進行，我也類似地發現，從我對工作室參與者所作的觀察那裡得知，在團體環境下所產生的創造性活力，對營造出一種安全且能帶來蛻變的環境來說，是一個具決定性的因素。這種活力雖然仍未能用非常科學的方法去度量，但是它卻無處不在，而且很容易被體驗到。這是一種透過創造性藝術治療實踐所產生的全新且極為重要的現象，我們需要用像開放工作室計畫這種實驗環境去研究這種現象。令我感到激奮的是，許多美國卓越的藝術治療師逐漸回到工作室中，並且回歸過去長期下來被忽視的方法，這些方法是由像藝術治療前驅Edward Adamson（*1990*）等人所提倡，他們一直以來關注在藝術本身的治療效力，而不去考量某些特定的精神治療和心理學理論。我們再次的專注在營造充滿靈感的工作室環境，使在這種環境下工作的人們，均能產生出具共通性的創造活力，而此活力會自行找到出路來影響那些能接收到它的人。

工作室對於那些想集中去理解藝術認知之治療層面的研究來說，是十分恰當的；但是，現在很少有藝術治療研究所課程去探討在工作室中的藝術表達方式和探究。我們的教育標準幾乎只獨斷地專注在藝術治療的理論和心理學觀點，而導致作為藝術探究基礎的工作室經常無人問津。Allen和Linesch兩位藝術治療師都建議，我們對重要的藝術認知模式和方法加以忽視的傾向，其實是藝術治療界本身對自己感到不安的表現。

有愈來愈多的藝術治療研究所課程，正在努力把學生們個人在工作室中所做的事整合到他們的研究學習裡，同時加強學生對自己的藝術認同。當我們將工作室與研究、自我表達，和對媒材的學習緊密的結合起來時，工作室的作用便能獲得提升。

在藝術治療中，新的專業箴言可以是「到工作室去吧！」我們應該要回到工作室中，去學習如何產生藝術能量；學習如何評估藝術能量對自己和他人的作用是什麼；學習如何去發掘出自己個人的藝術表達風格，並且知道如何將它綜合到治療實踐和研究裡；學習別人的藝術表達是如何的影響到自己，以及你自己的藝術創作又是如何的影響到他們；拿自己和同事去作實驗；探索不熟悉的藝術材料，並且以全新的方式來使用那些你已經駕輕就熟的媒材；當別人在從事創作時，不妨去思考他們，然後允許自己對這些人產生新的印象；運用具創造性的想像力來回應自己的藝術作品，並且看看這樣的夢境如何去詮釋自己的繪畫；透過不斷地去創作來審視一件作品，找出它與在此之前和之後的作品之間的關聯性；去辨識出這一系列創作的主題，然後尋求其中具有連貫性和無法連貫的地方，並且將所有這些東西存放在你的創意鍋裡，而這個創意鍋將能持續的去滋養及擴展你和別人的藝術治療實踐工作。

當我們用以上這種方式去研究自己的經驗時，我們可以去問問由Rudolf Arnheim首先提出的問題：「但！這是科學嗎？」（1992）在藝術治療社群中，也許有許多人不會去擔心藝術本位研究是否符合科學，可是，我相信會有更多其他的人，可能絕大部分是藝術治療師，只想根據在科學社群裡能被接受的方法，去進行他們的研究。

實證主義的研究，大都傾向於針對一個特定的現象，透過系統化和具體的觀察過程所獲得的結果，來產生出見解和新的資訊。探究方法的可靠程度，在整個研究方案的組織和研究結果的信度上是極為重要的。然而，我們必須記住，每一個我們所提出的問題和所遵循的研究方法，需要能夠去保留一些空間給新的發現，因為這些新發現也許會在研究方案中既定的原始指引模式外產生。Michael Polanyi在他著名的緘默研究（1966）裡提到，科學中「明確」的知識和較封閉的探究方法，會阻礙到我們「緘默地」去認知的通道，因而局限了新知識的產生。在各

類藝術型態中，緘默或無法用言語表達出來的知識，實際上會滲透到我們所作的每一件事當中。Polanyi說得很清楚，對「精確的」和「全面性」知識的堅持，最終將會導致「所有知識的毀滅」（*1966, p.20*）。他形容去尋找科學效度的「嚴格客觀標準」是「徒勞無益」的，因為每一種研究，都是建立在「個人的」和「單一的」認為會有真理出現的信仰上。科學研究是藉由某些事物所自然透露出來，可能會發現些什麼的暗示下來進行的，那些在科學範圍以外所產生之重要但主觀的現象，通常無法在發現的過程中被欣賞。

　　Arnheim的現象學研究取向，為藝術和科學之間搭起了一座橋樑。他覺得，研究人員必須對自己在「客觀且恰當地去審視某些特定的現象」上要有信心（*1992, p.181*）。雖然Arnheim的研究還未曾經過正式的實驗來測試它的效度，但是他覺得，每一個他所設定的立場應該都要被其他學者所評估和批判。他指出，自己在藝術心理學上的興趣已經太過複雜，以至於無法被削減到「我們目前所有的實驗水準」（同上，*p.181*）。與其去逃避藝術經驗的複雜性，並且限制它的探究性，Arnheim在研究方法上採取了以下的立場：

　　　　用自己不會後悔且能做到最仔細的觀察和描述來解決問題，就是我對科學的定義。拿實例來證明、用食指去指示出來，以及問問「難道你沒有看見嗎？」等方式都具有冒險性，尤其是用在教學上，但畢竟它還是我自己的選擇（同上，*p.181*）。

Gerald Holton的想法與Arnheim的宣言相符合，他是一位物理學教授，並且是在科學歷史上的權威，他論證了修辭學是如何能提升一種科學的立場。我們太習慣去把科學探究視為是客觀且冷酷的，因而忽略

了去看到信仰的力量總是會帶來一門學科內某些規範的變動。Holton形容，「在科學中，具發展潛力的文章通常是坦率地強辭奪理，因此，它的讀者才能分享到作者的興奮之情……化學家Dudley Herschbach替此種作法命名為是優良新科學的『精神作用』。」（*1993, p.84*）

　　Holton也同時論證，每一種科學的發明是如何的透過它所具備的能力，來清楚地表達出一種支持本身現象的世界觀。那些想在藝術治療裡去提升藝術認知地位的人，也許應該仔細的去考量到自己的修辭學能力，藝術治療需要被喚醒，以認清自己對本身所自然附帶的天賦和具創造力的智慧不加以信任的事實，就像Albert Einstein曾呼籲過的：「能去識別出一個複雜現象的統合性，是一種棒極了的感覺，然而這樣的統合性若被直接的觀察，似乎又像是相互分離的東西」（*1901*）；因此，藝術治療師們也許可以類似地去宣示：「在藝術工作室中，所有的創造性能量可以產生出一種具治療性的複合體，而此複合體是無法只用單一的角度去直接觀察出來的，我們若能去明白這樣的觀點，那將是一種十分美好的感覺。」

　　藝術治療界必須要更有自信，並且去聲明它的「精神作用」，以提升進步。如果科學的證明是得經過美學的修辭作用來產生，那麼藝術治療的實證探究需要去支援它們的說服力量。

藝術治療碩士課程
的研究概觀

　　我決定從一個自己完全沒有直接參與其中的碩士課程裡，去探討它所產生的論文材料，因為也許這樣的作法，能在更加瞭解藝術治療師們的各種研究興趣上，頗有幫助。我選擇了俄亥俄州爾舒林學院（Ursuline College）的藝術治療研究所課程，因為這所學校自從1989年完成第一批研究專案以來，他們的論文課程活動一直都被仔細的記錄下來。除了它的碩士論文蒐集之外，爾舒林學院製作了一本論文摘要的年鑑手冊（*Ursuline College, 1989-1997*），這本手冊提供了一個能與我在藝術治療中，二十五年來督導碩士和博士研究的工作相互對照的資料庫。此校藝術治療課程的創辦人和所長Sr. Kathleen Burke，大方地允許我去利用爾舒林學院的論文紀錄，並且她也主動的參與在引導我分析詮釋這些紀錄的過程中。

　　我去研究整體爾舒林學院論文課程的主要目的，是想獲得一種對論文研究類型的理解，如果藝術治療學生在多種研究選項中被提供自由選擇的機會，那麼他們所選擇的研究類型會是什麼？有些研究所課程只

允許學生進行量化或實驗性的研究，因為他們堅信，這才是真正作研究的唯一方法，而其他的課程則排外地僅在行為科學方法下作研究。爾舒林學院的教職人員使用不同的研究取向去指導學生，並且鼓勵他們去選擇一種與自己興趣相投的方法。這種作法是以此校的教育使命為基礎，因為它是一所通才藝術學院，鼓勵各式各樣的認知方法。在爾舒林學院中，這種採用自由且開放的研究取向，與Junge和Linesch所寫的文章保持一致，因為他們也鼓勵在藝術治療中，去開展一個廣泛的研究法範圍（*1993*）。

爾舒林學院在方法學上較不偏頗的作法，創造了一個機會去抽樣調查學生的研究興趣。在我的審查下，我檢驗了爾舒林學院的論文資料，是否能反映出在關於描繪藝術治療社群之特色的研究上，一個比較具普遍性的焦點。我想去探討，是否有一種特定的研究類型是一直被大部分的藝術治療師所選用的呢？學生研究員是否真的能自由選擇研究的主題和方法，即使學校努力的去鼓勵達成這個目標呢？在什麼範圍內，這種研究教學的模式，影響了學生對研究方法的選擇呢？研究所學生是如何被外來的壓力和信念所驅使，而得要產生某種特定的研究報告呢？

我對所有論文摘要和完整的論文資料所作的回顧，顯示出在爾舒林學院的碩士課程中，存在著三種不同的研究類型：針對一個人或團體進行敘述式的個案研究，質化研究和量化研究的綜合，以及啟發式的藝術探究。

在我審查完這些碩士論文之後，我除了訪問Sr. Kathleen Burke之外，我還面談了Katherine Jackson，在此碩士課程裡，她是研究專題討論課的新指導老師。他們兩人都同意我在這個課程中所確認出來的三種研究類別。

Burke形容，所有這些論文材料基本上都是質化的研究，然而其中的量化特質已經在過去四年內（1994-1997）有重大的擴展，這種現

象主要歸因於這位新的教職人員，傾向去教授量化的研究方法。Burke
說：

> 　　我們採用質化的研究方法，有時候也包括了量化的研究
> 策略，但是，量化的方法通常是被引用來達到證實質化資料
> 的目標。我感覺，我們的課程需要更多傳統科學研究方法的
> 訓練，我們在1994年僱用Katherine Jackson來提供給學生這樣
> 的訓練。你可以從這些論文中看出，我們在這門專業上對於
> 研究方法的掙扎。在Katherine來到這裡之前，我們的碩士課
> 程十分不確定該如何去處理研究，因為我們的研究生有許多
> 來自藝術的背景，他們之前完全沒有接受過任何做研究的訓
> 練（*1997*）。

　　Katherine Jackson是一位曾經接受過質化研究訓練的藝術治療師，
她背負起要讓爾舒林學院的論文研究更加「面面俱到」的重責大任。
Katherine描述她如何努力的去為學生介紹，在美國藝術治療協會所出
版的研究手冊中所提到不同類型的研究活動（*Wadeson, 1992*）。為了
符合爾舒林學院的教育哲學，Jackson鼓勵學生們去選擇他們自己想要
從事的研究類型，然而，我對她提出質疑，為什麼自從她開始在此校
教書之後，突然出現為數眾多的量化研究，Jackson解釋說：「量化研
究是我的興趣，也許學生們注意到我對此研究法的熱忱，而跟隨我的腳
步，但我要讓學生知道，他們可以進行不同類型的研究。」（*1997*）

　　藉由分析爾舒林學院的論文資料，我作出了以下幾個結論：貫穿這
整個論文課程的歷史中，個案研究是最普遍的研究模式；在此研究課程
中，指導教授和督導的教學方法及價值，對於學生們所進行的研究類型
有重大的影響；不管課程的指導教授所抱持的研究觀點是什麼，啟發式

的藝術探究，持續的被某一類型的學生挑選來成爲他們的研究模式。

從1989年到1997年期間，有百分之五十九的爾舒林學院論文是「純粹」的敘述式個案研究，而剩餘的論文材料也在某些層面上，使用到個案研究的方法（請參考圖示一論文課程資料一覽表）。這種個案研究的方法，在橫貫整個論文課程的過程裡，成爲最普遍的探究模式。每一年所被執行的敘述式個案研究的數量，也相對的頗爲固定。在1994年之前，有百分之七十的論文是敘述式的個案研究，但在此之後，卻降爲百分之五十一。然而，造成這種敘述式研究類型縮減的原因，除了是機構內教職人員的變動外，也或許是因爲之前教授研究法的老師比較傾向於鼓勵學生進行這類型的研究。

在1994年教職人員有所變動之前，所有論文材料中，有百分之六使用了量化的研究方法，但在變動之後，則增加到百分之三十八。這樣的改變顯示出，指導老師對學生在選取要從事什麼類型的研究上，具有主要的影響力。我也同時發現到，對於使用啓發式藝術探究的方法去進行的研究數量，在統計上有重大的衰退，在1994年之前占了百分之二十四，但在之後卻降爲百分之十。Katherine Jackson形容自己的藝術治療研究方法是來自行爲科學的背景，她說：「我沒有藝術探究的背景，所以我努力的準備讓學生能在傳統臨床環境下工作。」

我在比較了教職人員變動所造成整體研究類型的落差之後發現，在「啓發式藝術探究」這個項目中的落差程度，要比「量化分析」項目的落差範圍較小。這樣的結果也許暗示了啓發式藝術探究在藝術治療經驗中是與生俱來的。此外，造成這種可能性的原因，或許是由於在藝術治療或行爲科學文獻中，我們對這種研究類型並不甚重視；但相對的，卻在要求量化的研究上施與強大的內外壓力。我相信，啓發式的藝術探究，是從藝術治療經驗和我們渴望對它進行深入瞭解的情況下，自然湧現出來的。

整體年度 1989-1997

項目	數量
個別或團體的敘述式個案研究	75
治療資料的量化分析	31
啟發式藝術探究	20
運用在個案研究上的啟發式藝術探究	1
論文總數	127

1989-1993 年在教職人員變動之前

項目	數量
敘述式個案研究	38
治療資料的量化分析	3
啟發式藝術探究	13
總數	54

1994-1997 在教職人員變動之後

項目	數量
敘述式個案研究	37
治療資料的量化分析	28
啟發式藝術探究	7
運用在個案研究上的啟發式藝術探究	1
總數	73

年度總數	1997	1996	1995	1994	1993	1992	1991	1990	1989
敘述式個案研究	6	12	10	9	10	6	7	8	7
治療資料的量化分析	7	12	5	4	1	0	0	1	1
啟發式藝術探究	2	2	1	2	3	4	5	1	0
運用在個案研究上的啟發式藝術探究	2	1							
總數	15	27	16	15	14	10	12	10	8

（圖示一）爾舒林學院論文資料一覽表

　　爾舒林學院的論文資料指出，有許多的因素影響了學生們所選擇的研究主題和方法。這些誘因包括：這個研究所課程的獨特性和所歷經的變動情況、藝術治療專業認為什麼才是具有信度和效度之研究的看法、對未來就業潛能的價值觀和需求、在較廣闊的研究社群中所現存的準則、學生個人的興趣，以及其他學生在這門論文課程中的興趣等等。我想激勵一種堅強的信念，就是要讓學生們自行去選擇他們個人的研究主題和方法，但同時要使他們更加理解自己所面臨的競爭壓力，因為這些來自教授們和其指導方法的壓力，對學生在研究的選擇上，具有重大的影響力。

　　給予學生們自由選擇的機會，的確會促進難以預料之事的發生，然而，爾舒林學院在Sr. Kathleen Burke的強調下，已經維護了它對提供給學生各種選擇的承諾：「我們不去規定學生應該要從事什麼類型的研究，這是一所通才藝術學院，學生必須要擁有求知的自由。」

　　Burke描述到，她在爾舒林學院的藝術治療課程裡，曾經是主要的論文督導和研究指導教授，在這段期間，大部分的論文是敘述式的個案研究。在研究課的老師起了變動之前和之後，學生們一直都是能自由的去選擇一種研究法。儘管具備這樣的自由，這些論文資料似乎最終顯示出，即使整體學院環境鼓勵選擇的自主性，研究課指導老師的風格和價值，對學生在選擇研究法上仍然有重大的影響力。跟爾舒林學院一樣，採用通才藝術取向的較大型研究所課程，應該提供出不同老師所教授的各種研究專題討論會，以促進多元選擇的機會。但是，這種理想通常在藝術治療領域中比較難以達成，因為研究所課程趨向於小型，並且只集中在推動一個單獨的學生團體來完成一套研究課程。

　　爾舒林學院的學生去研修一門研究法課程，而此課程用量化和質化的探究方法來處理論文寫作的過程，Burke相信，所有在這個課程裡所產生的論文，都是「以藝術為本位」，因為藝術表達是每一項研究專案

和研究方法的核心，也因為「不公平的去對待藝術」是此學院所不鼓勵的。即使藝術也許沒有被爾舒林學院中典型的研究人員用來當成是一種探究的模式，但每一種研究方法，反映出藝術品的藝術表達特質，這樣專注在藝術主題和藝術過程的作法，被爾舒林學院定義為是一種「以藝術為本位」的研究。

爾舒林學院的論文資料最終顯示出，不管教職人員的觀點為何，個案研究方法持續地成為主要的研究工具。從這個角度來看，爾舒林學院的碩士論文課程，與Linesch（1992）所記錄的全國性模式相符合。Pat Allen和Erin Reeves也類似地發表由芝加哥藝術學院學生所完成的碩士論文中，有大部分都是敘述式的個案研究（Allen and Reeves, 1998）。

爾舒林學院的論文課程，經常使用到量化方法來分析不同的個案研究所產生的資料。儘管整體論文課程的研究調調，一直在量化與質化這兩種二分法間變動，啟發式的藝術探究模式仍然持續的出現。但我們也許可以爭論地說，針對研究者本身的藝術經驗來進行啟發式的分析，也許又是另一種屬於個案研究的風格罷了。

Burke形容到，個案研究已經廣泛的被使用，因為「它適合學生們實際上的研究需要，並且也比較容易被執行，學生能夠很自然的就利用這種研究方法，去撰寫他們在實習中所發生的事。對一些學生來說，研究可以是一種抽象的實體，但個案研究能讓他們感覺較具體，並且與他們的個案關係相連結」。我同意Burke對個案研究的自然特質所作的觀察，這說明了為什麼個案研究在藝術治療文獻中如此普遍的原因。當我詢問Katherine Jackson的意見，為什麼個案研究那麼的被學生所歡迎，她回答說：「它是藝術治療專業的根本，個案研究能讓學生們深入地去研究他們的個案，以及這些個案們獨特的藝術創作方式，他們可以與個案更接近，並且從中學會如何去幫助這些人。」

Burke觀察到，那些對藝術具有堅強信仰的藝術家，通常會選擇啟

發式的藝術探究模式。他們對自己的藝術技巧，以及去瞭解個人的創作過程可以是一種認知的方法上頗有信心。這些學生想要去投入身為「藝術家治療師」的矛盾情結裡，而且他們能夠承受在這種掙扎過程中所產生的不確定性。這些運用到啟發式藝術探究方法所完成的論文，也許是這套課程中最具創造性的研究報告，他們展示了藝術表達的真實性，和在藝術治療領域上的真誠投入。

Burke堅持，「透過藝術來做研究是比較困難的，這是由於學生們對『確定』的研究法比較有安全感，許多學生因此發現，這種藝術探究的撰寫和研究過程頗為艱難。我們可以很容易地說，人的眼皮能夠往上、往下，和左右移動，因為我們明確的看得見，而許多學生就是需要這樣的確定性」。Jackson也同時強調，學生需要一套清楚的架構，「他們需要明確的方向」。

根據我自己在鼓勵學生使用藝術探究模式去作實驗的經驗，我持續的發現到，以藝術為導向的思考者，很快地就能適應創造性的挑戰；相反的，一位在臨床治療實踐中把藝術視為是一種「工具」的人，一般來說，會比較有興趣於使用標準化的臨床研究方法。以我自己的經驗為例，我覺得研究法的選擇，通常取決在不同類型的研究員身上，學生研究員的哲學觀，與學校教授和督導對研究法選擇的說服力，具有同等的影響力。

當我們要產生和詮釋出資料，來幫助解釋藝術治療的實踐時，量化的研究方法是最具效力的研究法。然而，有一些研究使用了統計分析的拘泥形式，針對具高度猜測性的理論立場，來營造出一種客觀性的假象，由於這種理論立場是建立在詮釋資料的基礎上，我個人則不太認同這類研究報告的價值。我們需要將量化的研究，專注在藝術治療實踐是如何去影響這整個專業所共同期望之令人信服的結果和情況上。用這種共識來處理量化過程，將能避免去使用抽象的研究目標和特殊的構想，

來混淆了有利的探究方法。舉個例子來說，爾舒林學院的論文中，有一篇量化的研究報告被設計用來計數一群具有智能障礙的老年人，在一段期間內，從事一系列藝術治療活動之前、中、後，他們在團體中對話的次數。這位學生的研究目的是想要去決定，藝術治療是否能促進社交發展（*Larew, 1997*）。這項研究的方法是以堅強的臨床實踐原則為基礎，它在符合研究信度和效度的一般標準上來說，比起量化的圖畫診斷分析測驗，更要來得令人信服，因為那種圖畫分析只是根據研究者對受測者在用色上，或針對一個人從梨樹上摘梨子的圖畫測驗結果所作的解釋。

爾舒林學院的學生研究員，全面性的去使用個案研究法的這種現象，顯示出我們對「案例」或治療情境的深入思考，是藝術治療臨床實踐的基礎。這樣的觀察結果與藝術治療文獻完全一致。事實上，量化的研究方法被普遍的使用來分析個案資料，加強了這種趨勢。我們與其去脫離個案研究來達到擴展藝術治療研究法的目標，不如專注在如何去擴大對這類探究模式的定義，也許會更加具有效率。

爾舒林學院的論文成果顯示了，學生將會從他們所知道和瞭解的研究法中去選擇，而這些研究模式，通常都是藉由指導教授來呈現給學生的。爾舒林學院的資料，增強了我如何能去重視、探索，並且提升自己的專業在藝術本位研究上的創新。我們必須去堅持，在藝術治療中有許多的基本要素是無法被量化出來的，如此才能去面對數量化的壓力。一個嚴謹的藝術治療研究傳統，是不能獨斷的只藉由測量來建立。個案研究已經證明了它的普及性，而且這類探究本身的特質，加強了我們要去教授其他的研究方法，來提高創新之可能性的需求。Sr. Kathleen Burke 描述到：「我們不只要去從事令人信服的科學研究，同時也要去進行能抓住和探索出創造性過程之深層特質的研究。」

我預測，一旦藝術本位研究變成更較為人知，而且更能被認同時，

藝術探究的範圍將能廣大的被擴展，並且超越自我探究，以及目前所使用被歸類為「質化」模式的「啓發式研究」的版圖。我也同時預測，如果學生們在研究法的課程裡，被告知使用藝術本位的探究方法之優點是什麼的話，會有更多的藝術治療研究生，將更能自由地去選擇這種研究方式。學生研究員就跟在社會上的任何一個群體一樣，會對壓力、勸說和命令有所反應，也因此，我們對使用藝術本位研究的「論據」必須更具說服力才行。

跟Linesch於1992年所報導的全國性趨勢一樣，多年來我所督導的藝術治療研究專案，大部分都使用個案研究方法。在過去十年期間，我積極的去探索和鼓勵藝術本位研究，而此研究方式已經被我的學生所接受並且提升。毫無疑問的，這樣的轉變是一種身為督導的我，個人對這種研究的投入和興趣，然而，我並不鼓勵將自己個人的觀點制度化。爾舒林學院提供給學生在從事研究方案上，對不同的選擇自由所作的努力，反映出藝術治療社群的主流價值。爾舒林學院碩士論文課程的歷史，也同時顯示出，學校的指示和教職人員的價值觀會對選擇權的擴張造成影響。當我們清晰的去表達和精煉出藝術探究的實踐，是一種具實用性且受到尊重的調查方式時，我相信藝術本位研究，將會在一種「面面俱到的」研究方法裡，被整個的藝術治療專業所支持，而占有一席之地。

第三部分

研究構想和方法

就像許多藝術治療師一樣，帶領我進入這門專業的主要原因，是那強而有力且能實現個人抱負的藝術創作經驗……我不相信我們能夠對關於藝術治療的效果，作出許多令人讚賞的結論，除非我們去認同、調查，和尊敬藝術創作的獨特性質，並且探究出藝術創作如何能在服務我們的個案時被最佳的呈現出來。藝術治療成效的認定，將來自我們對媒材、藝術過程、治療空間，和我們如何視自己為藝術家的深入了解和探索上。這些我們所要尋找的答案，將不會單獨的只來自我們在臨床上的專業技術，同時也是來自於我們對藝術的認識，以及一個對自己的藝術創作親密且個人化的連結。

Cathy Malchiodi, 1995

發現的方法

　　身為碩士班研究生的督導，我最經常面對的問題，就是學生們還沒開始上課之前就急切地向我提出他們所設計的完整研究方案，依照我的個性，我會肯定學生們的主動，但同時也建議他們應該花更多的時間來認真思考研究的各種可能性。我認識到行為科學的推論式方法，鼓勵研究者在開始研究前就要瞭解各種可變因素，然而，創造性探究則通常不鼓勵「剛開始就已到達終點」。不管學生感興趣的是基於科學的研究，還是以經驗為基礎的研究，我都會努力向他們解釋，一個更有創意並可行的理念是如何能在深思熟慮期間，以及在與督導、同儕的意見交換中浮現出來。在對科學的探究進行深刻思考時，Michael Polanyi形容那些「難以預料到的未來形態」和那些「不能窺其一斑而知其全貌的事物」，才是更加「意義深遠」的事實（1966, p.32）。非常有意思的是，就是因為那些偉大的科學家，才會不斷地引起人們對狹隘的科學至上主義之局限性的關注。

　　當我們提到組織和程序上的可預測性時，演繹法確實有很多好處。

研究的細節，會連同某個按照最後結果和主要理論議題所作的假設，一起預先被確定下來。學生們通常會寫出有關他們計畫要做些什麼、研究方法是什麼之類的大綱。在關於藝術本位研究上，這種作法的困難是，創造性的過程通常會在我們把注意力投入在探究對象時，出乎意料地發生。這就是傳統科學法與經驗式研究之間的主要不同，前者對下至最細微的細節都要進行推算、計畫，而後者則採用以過程為方向的發現方式。透過深思各種現象，我們激發了它們突破某個推論式計畫的限制來與我們溝通交流的能力。探究的對象和吸引它們的方法，從我們與它們的互動中顯現出來。

在這本書中，我從頭至尾都在強調，我們致力於某些特定研究專案的發現和起源，並不是要去違背傳統的演繹法，重要的是，要針對具體的問題去精選出合適的方法。Amedeo Giorgi描述，「自然科學方法最初是被發明來用於處理自然現象，而非經驗式現象」（*1985, p.1*），因為前者是取決於直接且客觀的測量。藝術治療經驗在許多方面是可以被計量，並且能加以被數學化分析的，我相信，當量化的研究方法在某些情況下成為首選的探究方式時，我們絕不會放棄對它的使用。

我總是發現，與學生們談論研究的各種可能性是很有用的。我鼓勵他們去探索不同的興趣，看看在探究了其他可能性後，原來的理念是否還能站得住腳。我請學生們去發現一些「生活在其中而又看不見的議題」。我告訴他們，也許他們在一個或更多個領域中，擁有專門的技術，一種只有他們才具備的特殊經驗式知識，而這種個人智慧，可以成為他們論文研究的主要資源。我努力幫助研究者們，將其研究建立於根據實際的經驗之上，而非與他們的個人經歷沒什麼關聯的學術練習上。除了從專業文獻、學習課程和研究活動中所獲得的知識外，我們每個人都可充分運用本身豐富的生活經驗來建立自信，並且支援自己去形成創新而獨特的觀點。

　　由於為某篇論文尋求正確構想的過程，不僅僅是對個人的磨練，同時也是對智力的嚴格考驗，所以我對研究計畫的這個階段非常重視。我鼓勵學生們在這個階段不要急於求成，想法未成熟時不要匆忙下結論。當有了一個主意，最好能像廚師那樣，針對這個構想去精心「烹製」、與他人一起徹底地討論、透過初步實驗進行檢驗，還要留有餘地以包容其他的可能性和修正。經過這種試探性過程而存留下來的想法，將可以透過與他人的相互探討得到擴充和精煉，並更有可能在持久的探究期間裡的各個階段中，支撐研究者們去全力應付那些不可避免出現的不確定性和疑點。

　　從我自己在藝術本位研究的經驗裡，可以反映出探究的方法是長期研究調查過程中，最重要的一個持續性因素，各種理念都出自於某種方法，這種方法正是探究的經驗式基石。在與研究生一起工作時，我鼓勵學生用藝術來體驗那些以經驗為依據的活動，把藝術工作室的環境，比作像是一個實驗室。我以先前的研究方案為例來說明，只要我們一旦將探究的方法確定下來，每件事物將會逐漸形成並依序出現。由於創造性過程往往會有出乎意料的結果出現，所以去建立某種方法架構是非常有必要的，這個架構將在一個具目標性的背景下，去囊括各種資料，並對它們進行定義。

　　在工作室裡的實驗過程中，自然地會衍生出理論詮釋、實際應用，以及與他人工作相互對照比較等種種問題。當我們依照既定的方法，連貫持續地去進行研究時，我們才能夠始終與一種自然且客觀的架構相互配合，而這樣的架構能確保在探究時，做到客觀並以經驗為基礎。研究方法引領著我們前進，在這方面，實施研究的方法與藝術創作的工作是保持一致的，因為在藝術過程中，我們對媒材的運用也會影響到最終的結果。

　　簡單明瞭的探究方法，將給予創造性過程富想像力和自由發揮的

機會，這是一種普遍的規則。我告誡學生們：「愈簡單的東西就愈深奧。」一個清晰的結構，將為藝術家研究員帶來安全感，以及能夠堅強信念，來緩和創造性過程中不可避免存在的不穩定性。

在創造性藝術治療的實踐中，我同樣發現，必然會存在一個可以提供參與者一種安全感的架構。如果我要冒險去親身體驗具創造性的表達，並且去「相信過程」的話，那麼整體環境必將形成一種明確的目標感。

例如，在我針對與畫像之間的對話過程所作的研究中，我首先想到的是，我需要研究出一些替代方法，以便用描述式的語言來對圖畫作出回應（*McNiff, 1992*）。我的探索性研究集中在透過詩歌般、虛構的對話，與畫像進行互動的過程，在這種經驗式的美學探究過程裡，我發現自己與畫作的關係明顯地變得更加親密，這正就是此實驗的結果，藉由想像的表達和思考，讓我獲取了新的特質。這些結果沒有一個是在探究過程之前就有所暗示的，而研究過程其實就是持續不斷的在經驗創造成果的湧現。我注意到，實際上也「感覺」到，頭腦或思維中的對話已深入到內心深處。我們可以把探究的過程比作是一種會對研究者產生影響，並塑造其內心想法的環境，在這種情況之下，方法也就相對地簡單、可靠，並能夠維繫持久的探究。每當我作完畫後，我就會與它們進行想像式的對話，這些對話會被錄音、轉成文字並編輯起來。

在編輯這些對話時，我很藝術的自由處理原文，並用創造性寫作的方式來對待這些文字，目的是為了獲得最大極限的表達效果。我的目標並不是像行為科學研究那樣，僅作文字上的翻譯。在藝術本位研究中，整個探究過程我們都在創作，並以藝術角度的思考和表達去回應藝術作品。我把原文當作詩句來處理，有時對創造性的對話做一些變動，因為我想使它們擁有較自然的會話特性。在這種情況下，準確性應被視為是最合適的表達，而非逐字的說明。

在完成研究後，我發覺到這種方法跟C. G. Jung對積極想像的實踐非常接近，他專注於「前瞻地、從心靈深處去想像各種夢想」。能促使我去進行探究的動力，是來自於我渴望用一種更加令人滿意、更具創意的方法對畫作進行思考。我與畫作之間的親密關係得到增進，這種結果並不是事先計畫好或預想到的。我還發現，這種回應畫作的方法，使我對畫像在結構上和視覺上的特性留意更多。在與畫像對話的過程中，高度集中的關注和觀察，大大增強我們的認知意識。整個經歷的特點在於其深刻性、探索性和令人驚訝的發現，這與依照原有的理論，對畫像所作的簡淺解釋形成了鮮明的對比。

這種藝術本位的探究，在適當的時候，可以擴展成為某個能對結果進行測量的研究專案。研究人員可以先比較人們在「談及」他們的畫作時的內心經歷，然後再將得到的結果，與那些以虛構的對話來和圖畫「對談」的人，在此過程中的內心經歷作比較。這種研究可以摸索出人們能夠在多大程度上，透過詩歌般和虛構的對話，建立起一種與藝術之間更親密、更感性的關係。

經驗式的方法和行為科學方法可以共存共事。前者是一種創造性的發現模式，而後者則偏重於對結果的測量驗證。我們可以在自己的藝術表達中，找到某些感興趣的東西，然後在治療病人時加以應用，或者反過來，把在治療病人時發現的東西，應用到自身的藝術表達中去。我年輕時是一位藝術治療師，當時，我就發現州立醫院裡的病人們，對我的個人藝術表達有著重大的影響。他們透過實例教會我如何畫畫，他們對我的影響，比我在美術館所學習到的藝術更深刻。藝術治療師的藝術創作受到他們的藝術治療實務工作所影響的方式，也是另一種對於重視結果的研究、經驗式的探究，或是這兩者結合的可能性。

身為一名研究者，我對發現有著濃厚的興趣，我喜歡透過運用Hans-Georg Gadamer所謂的美學理解的「真理」（*1994, pp.83-84*），

172

以一種經驗的方式來獲得洞察力。當我以這種方式確定了某件事物的時候，我通常都不需要數量化的證明，去肯定我的信仰。但我發覺到，別人可能會更感興趣於透過實驗或測量來驗證結果。一個量化的研究方案，也許可以用創造性的對話來回應我的實驗，並且使用與描述式語言形成鮮明對比的想像式方法來處理畫像，以藉此去測量參與者的滿意度。

所有這些想法及可能性，均源自於一種以特殊方式去接近畫像的「方法」。目前，我正透過聲音、動作和表演等創造性方法來回應畫作，進而從事實驗，以擴展我的經驗式研究。我發現，藉由這些更動態、更肢體的詮釋，我開始看到並投入那些能表達出能量的繪畫中，它們與那些傳統源自於治療交談、較以口語表達為主的認知，形成明顯的對比。探究的過程塑造了思考的內容，以及由此所產生的想法。然而，另一個讓藝術本位研究永遠保持開放，但具有基本焦點的理由，往往是在調查方法上。

當我們透過這些探究，而發掘出藝術治療經驗的新面向時，測量的可能性及經驗式研究的新趨勢，將會更多元化。例如，把對視覺影像的認知當作是一種動力場，將為藝術治療開拓出一個全新的發現領域。我能如何有效率地激發出作畫的活力？這種活力又將如何影響我？當我的思想和認知改變時、當我改變自己與圖像的空間關係時，和經過不同的時間間隔時，這些能量又將如何改變？我們可以開始透過物理學的規律，去觀察畫作及其充滿活力的能量嗎？為何我們一成不變地依賴心理學，把它作為投入和理解這些自然現象的唯一方法？這些觀察又將如何應用於藝術治療的實踐中呢？

當我們不對圖像詮釋作心理分析，而從不同的美學觀點出發來看待它們，那麼，我們就會從它們的表達中發現全新的開放狀態。心理學上的觀點在藝術治療的實踐中，扮演著一個恆定且格式化的角色，但如果

沒有美學想像的輔助，它會變得呆板並受限制。傳統對藝術治療在心理分析上的堅持，有很大程度上是受到一種假設的驅策，這種假設認定病患及整個精神健康體系，將不能接受在心理學範圍以外所採用的取向，這種信念在藝術治療領域中，從未被認真挑戰過。我們從來未曾問過直接且基本的問題，這些問題可以爲探討藝術治療的各種方法鋪好路。在心理治療上，我們的病人對於使用不同的治療模式會有多開放？我們如何準確的將治療方法和對診斷評估的需求，以及治療結果相結合？我們曾經認真地探究過由作畫和沉思畫像所散發出自然的，並充滿活力的醫療現象嗎？

研究的實踐

　　如果我們發現了正確的方法，而這個方法與我們的興趣和經驗相符合的話，那麼它在鼓勵深度和錯綜性的同時，還將會不斷地呈現出新的意義和可能性、提供秩序，以及確保協調一致。

　　新手研究員最常面對的問題，就是易於做太多的事，他們對探究和閱讀過程中所出現的每一個構想，都要投入地試一試。我自己在工作中也遇到過這種困難，我常常會想出許多與研究方案的中心概念沒有多少關係的主意，而這種作法很容易會導致研究的支碎破離。研究的紀律就是抉選出主題，並堅持貫徹到底，我告訴自己和學生，即時的計畫方案不一定要完全包含整個個人的興趣與想法。

　　嘗試做太多的事情，常會令人難以篩選和丟棄那些不必要的東西。沒有經驗的研究者會想要保留所有東西，這是因為他們還未能發展出一種如何區別什麼才是有價值的能力。他們很害怕把某個見解丟棄，因為會一直擔心所拋棄的可能就是研究方案中最好的主意。之所以會出現這些種種的困難，皆是因為他們沒有很專注的把方法視為是研究方案的基

礎和準則。

　　新手研究員和藝術家會面對的另一個困難，就是個人情感的過分投入，藝術探究的內省本質使得這些自我沉迷的問題更為突出。由於擔心太過個人化的研究方法，會難以給別人帶來有用的資訊，那就相對映襯出這樣的困難。我們個人的聲音、信念、背景和興趣，對經驗式探究來說，確實有著關鍵性的作用，不過，我們必須利用這些特質來將他人、知識的傳統慣例，以及我們目前專業的需要聯繫起來。

　　我已經普遍的發現，以一種啟發式的方法去做研究，通常都會從與他人和諧相處、表達的媒介、創作過程的客觀屬性中得益。我也發覺到，完完全全地把注意力集中在自我身上，會創作出沒有關聯的、不集中的、無目標的表達，而這樣的表達，對一個在更大社群裡的成員來說，是沒什麼意義的。我設法透過把探究的過程，處理成一種能把持和專注於個人的探索，並且與他人的經驗建立有用關係的具體傳運工具，以保護那些剛起步的研究者，避免過度沉迷於自我。

　　當面對這些研究上的障礙時，我發現，我一定不能急於向學生發出指令，或去「拯救」他們。也許我可以提供成功的研究方法範例，不過我堅持，學生研究員必須自行找出探究方式。他們當然可以改用並檢驗別人的方法，但想在藝術本位研究上獲得最終的勝利，是要與透過個人的興趣和經驗所產生的方案保持連結。一旦他們在自己的專門領域中建立起這些立足點，方法就會被發展出來，以確保有效的成果，並提防過度的自我沉溺。

　　根據我與數百名研究生一起從事研究方案的經驗，確定了一個事實，每個人對經驗式探究的內在時間進度上，有著很大的不同。某個學生也許可以迅速地行動，並果斷地建立好一種成功的方法，而另一個學生，則可能要花相當長的一段時間。以工作取向為主的我，已經學到要試著放開想控制成果的慾望，這種退一步的想法，有助於讓我去支持那

些在發現的路程中繞了遠路、吃力的學生。身為研究督導，最糟糕的經驗是發生在我努力去幫助學生，以為自己的工作方式對學生有好處的時候。我已經認識到，要以學生個別不同吸取知識的方式來支援他們，並且調整自己去迎合他們的興趣和風格。

在一個艱難的發現過程中，督導無可避免地會涉及其中。學生也許有必要去反對我，或抵抗我對研究進程中的企圖，並挑戰我所想提出的指導方向和指令。這種在研究者與督導之間的移情作用，每一部分都像是那些在心理治療中所經驗到的生動感受一樣。

我發現，在致力於為研究篩選方法的階段，創造性的表達是其中最有效的發現工具之一。我鼓勵學生隨意繪畫、任意寫作、自在移動，和即興表演。構想與方法會在藝術的表達過程中浮現出來，因為在藝術治療的經驗中，口頭的敘述和描繪不是在發現上最富成效的方式。

在為研究方案作準備時，我們總是受困於對計畫超乎可能的期望和完美主義，因此，也就限制了創造性發現的進程。此外，在保持藝術治療的經驗中，學生研究員通常得益於以創造性的遊戲方式來開始他們的工作。如果有人覺得這是用輕佻的方式，去取代頗具野心的研究，那麼我建議他們去驗證一下歷史上最有影響力、創造力的科學家們所說的話，他們確認了各種見解是如何從幻想中產生，這些幻想會在嚴密的研究工作之前、之後，或同時存在，印證著潛意識的創造性活動。

在《真相和方法》（*Truth and Method*）一書中，Gadamer提出把遊戲作為發現的一種重要媒介，他強調，「遊戲的首要地位超越了遊戲者的意識」（*1994, p.104*）。對於那些在努力地調整自己以適應別人，而很容易逐漸遠離創造性過程的熱切藝術治療研究者來說，Gadamer尖銳地指出：「只有當遊戲者在遊戲中忘我地投入的時候，遊戲本身才會實現它的目的。」（同上，*p.102*）Gadamer相信，遊戲是藝術的「存在方式」。

　　藝術治療可以從Gadamer對遊戲與經驗式發現之間聯繫關係的觀察中受益良多。同時，我們可以更加深化我們的研究並享受其中。對藝術本位研究的關注，可以確保探究的過程，具有「超越研究者意識」的首要地位。我反覆觀察最有成效的研究，是如何受到研究者在對試驗活動進行詮釋性對話和批評的過程中，所形成的方法深度和想像力所驅策，它們為研究帶來無窮的主意，並且連結全新的可能性。

　　在研究生們進行的研究中，寫作的過程通常扮演一個重要的角色。在我碩士班的論文研討會裡，有相當多的時間都花在自由寫作上，我們還會對著整個小組大聲地讀出自己所寫的東西。這些課堂上的寫作練習促使各種構想的自發形成，並透過共同寫作分享彼此的表達，論文班的學生們，藉此創造了一個充滿主意的環境。這些研討會讓學生們透過全心投入於寫作過程中來建立他們的自信，而這樣的寫作過程，將會成為論文研究的主要媒介。在追求論文研究的過程裡，我們很容易過於關注心理上的想法或治療方法，以至於忽略了研究方案的產生，在本質上是一種「文學的」活動。

　　我鼓勵學生在他們的寫作中，避免去使用專業術語。透過相互大聲地讀出自己的作品，我們就會發現，清晰、直接的用語，在喚起讀者的反應方面是多麼有效。作家常被鼓勵用一種能與自己的自然說話方式相符的「真實聲音」，去表達他們自己。Ellen Horowitz向我描述，她如何讓就讀於Nazareth學院的研究生，閱讀一些在藝術治療領域內被篩選出來的作家所寫的作品，以藉此來學習他們的寫作風格。學生們學習到透過寫作所達到的有效溝通，在很大程度上會影響著他們的研究是否能對其他人造成重大的衝擊。

　　為了強調在研究中自主寫作的重要性，我冒昧地改述剛剛引用Gadamer有關遊戲的陳述：「只有在研究者們忘我地寫作的時候……只有當寫作本身成為首位而超越作者的意識時，論文研究才能實現它的目

的。」

　　我多年來對創造性藝術治療研究的指導，使我堅信寫作與思考是不可分的。如果研究者不善於寫作，那就會缺乏一種多產的活力。要在藝術本位研究上成功，沒有一種比能夠全心投入寫出自己的想法或經驗更基本的能力了。當寫作清晰地進行時，見解與發現就會浮現出來。表達的工具是與研究成果的最終價值緊密聯繫在一起的。

結　構

　　我來簡單回顧一下，我所指導的藝術本位研究專案是如何組織的。

　　我對每個研究方案要開始進行時，要求要對相關文獻資料作全面概覽的這個標準有種複雜的心情。我相信，在從事研究計畫之前和當中，廣泛地閱讀學科文獻是非常重要的。我個人的研究方法，就是堅定地以閱覽文獻為導向。我一向都感覺到，別人的文章是如何啓發出我自己有創意、關鍵的想法，透過與這些著作的交流互動，新的構想經常就因此產生。然而，我發現，如果在研究方案一開始的時候，就進行全面的文獻概覽，有時反而會限制創造性發現的進程。再者，概覽文獻時，所呈現出的一種學術基調，也可能會限制在某種基於藝術的研究中，更具創造性語言的運用。

　　許多人都會主張文獻閱覽是絕對必要的，因為它強調新的知識是如何建立在原有已經存在的知識基礎上。我並非不同意這種對學科傳統慣例的尊重，以及熟悉某一領域文獻的需要，但我同樣看到立即投入到實驗性活動中的好處。在藝術本位研究中，我們經常是在探究完成之後，

才建立起與文獻的聯繫。研究者討論與其他人工作的關聯，觀測實驗如何才能與心理學和／或藝術性探究的特定傳統慣例保持一致，並確定一些方法，留待未來的研究能進一步促進這種實驗性的活動。在專案完成後再去回顧文獻，可以把偏見減到最少，並有助於鼓勵研究者進行原創性的研究。在研究結束後作出「注解」章節，或許也會有所助益，因為我們可以用一種學術的方式，去進一步討論那些對與研究相關的著作所作的詳細思考。這種文獻分析形式，在當整個研究主體避開了使用學術性的語言時特別有幫助。

我相信對文獻的討論，應講究與每個研究獨特的情況相符。一成不變的形式只會限制了發現。

我經常鼓勵學生們在開始他們的專案前，先講述一下他們是如何精選出自己的研究方法和主題。我建議他們在這相對簡短的章節裡，先解釋一下背景資料，也就是方式、內容、原因、地點這幾個要素，使讀者有所瞭解，並能夠進入到研究者的世界觀中。這個方案將如何對研究者和其他人有用？研究的目標是什麼？還有，這位特定的研究員是如何能貫徹這些目標的？

在我與研究生們進行基於藝術的研究工作中，專案的主要內容是對實驗性活動的描述說明（例如，藝術作品的印刷圖片，和與它們進行對話的附帶文字說明）。研究材料可透過不同的方式進行組織，將詮釋和結論融入正文裡，或在每一節的末尾提出來，或者囊括於實驗活動之後的單獨章節中。有許多方法可用來組織研究的素材，我並不想因過分描述以往的經驗，而約束研究者們不能放開手腳去研究。但我確實認為，專注在實驗性活動，讓它成為專案的主要部分是非常有用的。

我發現，用一個反思的章節來總結實驗性的研究方案是頗有價值的。我鼓勵研究者為其專案作出個人的價值評估，並確定是否已經達到新學習的範疇，以及個人對整體經驗的滿意度等目標。

在我的研究法討論會上，我與研究生們花了相當多的時間，去分析探究中各種可能的主題和方法。我提出了一系列廣泛的主題以及實施探究的方法，並希望這列清單可以幫助未來的研究者爲他們的研究挑選出一個重點。我發現，研究過程中的關鍵決定，就是方法的選擇以及探究的目標。一旦我們建立起實驗活動的大致結構，探究的過程就會在研究的獨特情況中慢慢呈現出來。基於這個原因，我首要強調的是各種可能的主題與方法的領域範圍。

在強調簡單與清晰之方法的同時，我將試著去簡要地形容研究活動中，各種不同設計和計畫的根本特徵。最終，我會設法幫助學生研究員去設立一種實用的探究方法，來透過調查形式去定義出或提出研究的目標。當方案被執行時，我們可能會對計畫進行修訂，有時甚至會對研究方向作出重大改變，不過一個充分策劃過的方法，通常都能在整個探究過程中支撐下去，支援著並引導著整體活動的進程。

我總是鼓勵學生在進行藝術治療研究的時候，要以團隊形式共同合作。我也嘗試過在協作性的研究專案中，兩、三個人一起從事同一個主題。通常這些共同的研究專案，都存在著一些與協同工作的過程有關的週期性困難，曾參與過這些合作研究方案的人，都總結出這種幾乎是共通的結果，然而，這個結果有助於我們加深對協同作業和團隊創作之動力的理解。可能是由於參與者們體會到，有需要建立一個能把他們各自的貢獻統一起來的結構，協作性專案總是會以重點清晰、沒有過多的陳述說明爲特點。

即使當人們在研究中單獨工作時，與一群有著相似經歷的研究者一起討論工作也是有很多益處的。對於我和我的研究生來說，沒有比同儕的批評與建議更有價值的了。做研究容易成爲一種孤獨的行爲，我們在這種孤獨的活動中，去探索最個人的問題和需要。其他人的涉入，讓我們能專注於外界將如何回應我們的探究、我們的發現將如何對其他人

有用，以及我們可以怎樣架構自己的研究成果，以發揮它們最大的影響力。只要有一個我能尊重他意見的人對我所研究的東西感到興奮，這就已經足以支持我研究下去。

同儕的意見，通常是在藝術本位研究中有效性的最重要指標。它們幫助我們去確定，我們的發現是否在其他人的經驗情況下也行得通。

個案研究與歷史
的藝術擴展

　　個案研究在藝術治療研究中的持續存在，讓我們不得不把它嚴肅地作為一種探究方法來看待。然而，藝術本位研究能夠具創意的轉化傳統的個案研究形式，使創造性過程獨有的動力更具表達性。個案研究可以跟教育界日益普及、用來記錄轉變的「作品集」方法結合起來，教育家們正發現對那些經過很長時間蒐集到的作品所作的發展性評估，就是展示成就和結果最實際和最準確的方式。

　　保留一套創造性表達的作品集，對藝術治療具有明顯的好處。在過去關於誰有權「保留」藝術治療過程中所產生的藝術作品這個問題的爭議過程中，臨床作品集的創立已變得很複雜。那些原本提倡創造性表達的所有權是屬於個案的治療師們，現在則可以使用數位相機、掃描器以及其他裝置去保存網路作品集。

　　個案研究的不斷普及和有效性，增強了臨床實踐研究者模式，使

其成爲藝術治療領域中首要的探究模式。個案研究促使研究者與治療過程緊密聯繫。藝術治療研究也許可以驗證個案研究這類探究法的獨特好處，以決定它爲何能符合對我們專業經驗的檢驗要求，並且去摸索出更具創造性的方法應用，而不是把以往在藝術治療上對個案研究的依賴視爲是一種弱點。

在努力適應行爲科學範例和程序的同時，藝術治療界自然而然的假定，我們必須鼓勵那些針對由隨機抽樣的各式各樣人群中所蒐集出普遍性結果的研究。爲了渴望保持科學方法之基礎的可預測性時，我們希望研究結果會在一種相呼應的情況下，也能「適用」於另一位使用同樣方法而能經驗同樣結果的藝術治療師身上。可是，所有藝術治療實踐的環境情況都是變幻無窮的，治療的方向比較可能遵循治療師和個案的直覺傾向，而不是一成不變的程序，這種程序即是科學研究的基本特徵。藝術本來就是一種變化的過程，因此，它要求一些記錄方法，例如能夠清晰地說明其獨特動力的個案研究。

音樂治療師David Aldridge曾極具說服力的寫過一些文章有關「單一個案研究設計」在創造性藝術治療中的價值（*1993a,1993b,1994*）。Aldridge強調音樂治療是一種「超越個人的事件」，它與治療師獨特的背景及治療風格密不可分。他描述了個別的治療師是如何使用同一種方法，但卻經驗到非常不同的結果，而這個因素也會因爲病患的不協調精神傾向而變得更混雜。我還有意把每個人在任何特定情況下都會有的情緒和興趣的改變也加進這些變化裡去，所有這些情緒和興趣都會因創造性表達的出現而得到加強。與其去避免這種必定會發生的中斷現象，創造性藝術治療界應該把它當作是對於我們正在形成的研究實踐的一種獨特挑戰來處理。與物理學一樣，治療現象和過程的持續變化，爲透過創新研究而創造出來的新知識提供了機會。

Aldridge強調創造性藝術治療師的專業團體，能對研究方法學和結

果的價值達成一致同意是非常重要的，而這些方法和結果能在團體中被認可。他建議我們應該開始運用彼此的研究作為將來研究的基礎，而不是把目光投放在自己專業以外的地方去尋找靈感和可信性（*1993b*）。

「內部效度」（internal validity）決定了一個特別事物對於一種特殊情況而言是否正確。有效性的一般標準也許不適用於藝術治療經驗中的許多特徵，例如，紅色在任何一個假設的人群中，或是在個人的經驗中的不同時間裡會產生非常不一樣的反應。

儘管藝術治療的極度可變性，總會有某個共同核心的結果可以將我們所有人統合起來。整個創造性藝術治療領域不願形成一套獨特的研究傳統，這個傳統建立在相互同意有效的實踐法則之上。所有這些創造性藝術治療師們贊同的因素，以及在我們的團體中最初步對有效性標準的建立，都是這些基本要素的證明。我們必須要區別介於美學和科學的認識論，並遠離那種Aldridge所描述由於無法「忍受弄清意圖的過程中所出現的不明確」而引起的極度不安全感（同上，*p.120*）。

藝術創作及治療的實踐需要有一種能承受不確定性和持續變化的能力。Aldridge強調了在探索治療經驗的本質時與病人合作的重要性，他並且認為，對創造性藝術治療進行客觀測量的努力也許會帶來有害的影響：

> 當主觀的因素扮演支配角色時，要想在創造性藝術治療中獲得客觀的測量幾乎是不可能的。在即興創作音樂的情況下，要把病人和治療師的影響各自分別開來也是不可能的。即興創作是相互的。企圖使治療過程客觀化將會干擾治療，以致再也不能指出到底要測量哪個，因此而撤銷任何企圖達到客觀的努力（同上，*p.121*）。

治療師／研究者和病人／研究對象不斷相互影響的方式，以及整個經驗的過程，都與量子物理學的發現相一致。藝術體驗的主觀性和可變性就是一種對現實的表達，這個事實已經在對自然世界裡最精微元素的觀察中被辨識出來。個案研究已被證明是可以記綠創造性藝術治療的過程如何運作，並對其有更佳理解的最有效方法之一。

在作畫的時候，我立即會被一幅成功畫作的表達力所打動，它以一種直接而個人的方式撞擊著我。在這種評量的過程中很少可以把它比作科學測量的過程。這幅圖畫與我在感覺的媒介空間裡結合起來，這種認知是十分親密的，就有如像Aldridge所提出的一樣，任何使這個過程客觀化的努力將妨礙美學思考的自然規律。我沒有必要去算計圖畫的價值，也得不到經由許多人驗證過的結果。通常我會知道一幅圖畫何時會成功，但是我確實發現，當一位值得尊敬的評論家或同事肯定這個作品的重要性時，對我最有幫助。

我相信，我們是以這些個人的方式來評估治療經驗的價值，而且個案研究呈現了我們認為什麼是重要的描述。我們所敘述的有關治療經驗的故事，正是依照我們對重要性之個人理想化的價值標準，去判斷臨床情況的美學評估。世上沒有絕對的或是客觀的標準，讓我們能根據這些標準來為治療經驗的價值計分。但是，個案研究的出現對那些作者、讀者，以及希望參與治療的人來說都很有價值。個案研究幫助我們更進一步意識到在藝術治療的經驗中正在發生些什麼。如果我們能夠接受個案研究的主觀性，就像接納寫小說或短篇故事時的主觀性一樣，那麼我們可以簡單的以它的優點作為判斷依據，坦然接受它的影響，並把它所描寫的經驗融合其中。

在藝術治療中，個案研究的廣泛應用主要歸因於它自身的描述力量，還有它能包含許多不同性質的治療經驗，以及傳達一種過程感覺的能力。我相信，個案研究還符合在我們的文化下對故事的偏愛，成為溝

通和理解經驗的基礎工具。

最後，一件個案研究的效力將取決於它本身的藝術性質和修辭能力。Bruce Moon在敘述治療故事上的創新和他的「案例故事」所帶來的主要衝擊，要求我們重新考慮先前關於個案研究的成見。我們一定要用專業行話和抽象語言來描述我們在治療期間的感受嗎？像門診部和心理健康組織這些我們希望順利地施加影響的團體，所期待的或許是更具體、更具描述性、更生動的對治療中所發生事情的介紹。也許我們的藝術創造能力能夠幫助改變處於枯竭狀態的心理健康體系。另外，藝術治療師們也許可以領導，並擺脫我們長期存有的附屬精神狀態。我對於專業學生有必要精通自己學科的語言和技術上的概念，以及發表研究成果等這些需要是予以尊重的，但即使是最保守的研究定義也並不提倡只把如何教導研究的「基礎知識」作為它的最終目標。Holly Feen-Calligan向我形容說，她在密西根大學的博士導師是如何強調研究出「什麼才是重要的」，無論用什麼方法都要找到能為她的探究提供最佳服務的東西（1998）。我覺得，我們必須給予自己更多的施展空間，去探索在藝術本位研究中個案研究過程的極限。

當我們把個案研究作為敘述故事過程的改編版來看待時，我們開始認識到，研究治療經驗的方法如何能像不同的文學流派那麼多種多樣，並且有管道可尋。直線式的敘述明確的表現出對有條不紊的經驗的偏愛，而這樣的經驗通常都與治療過程中實際發生的變化、插曲或內心的沉思不相符合。在這方面，我們所敘述的有關治療的故事，對它們有著一種非現實和虛構的特質。然而，故事本身就像實體一樣真實。

如果我們用Arthur Robbins在1973年發表的文章中描述的方法，「把藝術治療師的影像創作當成是一種對治療對話的回應」來研究藝術治療的動力的話，那麼意識流派將有可能作出重大的貢獻。在記錄下透過自由聯想後的素材，我們可以與那些從較傳統的敘述中所獲取的資訊

和感覺，來對雙方內容進行比較。每種表達模式都作出它自己獨特的貢獻，但沒有一種方式可以完全單獨地傳達出在複雜的藝術治療經驗中所發生的一切。

基於藝術的研究必須繼續探究多種不同講述治療故事的方式。Pat Allen在《彩繪心靈》（*Art is a Way of Knowing*）中探究自傳體流派，這是藝術家記錄下她自己與創造過程的經驗。在自傳體探究的背景中，可以有著無數的各種風格與目的。Allen對她的藝術創造過程的檢驗產生了具意外收穫的研究，這種意外收穫將會和藝術本身一樣多種多樣。

我很有興趣見到有人懷著研究藝術治療師們從事此職業生涯的動機為目的，去蒐集那些有關藝術治療師們的生活自傳與傳記體材料。知道更多為什麼藝術治療師用盡一生去投入這行業，也許是能夠瞭解與清晰說出藝術的獨特治療力的最好方法之一。Cathy Malchiodi確信，她對藝術能量可以「促進改變、建立社群、增強一個人的生命」的信仰是如何「在自己的或其他人的工作室裡創作，感受與其他藝術家的連結，目睹藝術在進展，在從事藝術創作時忘記時間，與同儕藝術家一起喝杯茶，或接受別人對自己作品的回饋中」得到肯定。（*1995, pp.155-156*）

我們過於關注行為科學研究，以至於失去了對專業進行更直接描述的調查機會。由於我們把個人經驗看作是在專業實踐的領域之外，所以我們還未能講述自己個人的故事，也因此導致無法能深入個人與專業的臨床經驗間的結合。

對我們適用的創造性想像和文藝工具的範疇，也或許能用在記錄與其他人進行藝術治療的過程。我們可以從另外一個參與治療的人的觀點，從一個被想像出來的角色的觀點，從人性不同角度的觀點，從Frend、Jung或Margaret Naumburg的觀點，從一個具批判力的觀點，或從一個支持性的觀點等等，來講述一個在治療中的人所發生的故事。

文藝上的觀點和寫作方法的整個範疇，可以適用於個案研究。我可

以想像把我在治療中的工作寫成一篇諷刺文學、一個喜劇、一個悲劇、一個偉大事蹟、詩歌、一齣戲劇，或一場鬧劇。為了擴展對生活的看法，我們創造了這些不同的寫作和說故事方式。我們也許可以同樣如此對待治療的個案研究。

　　我們也許可以把那些以被動的、正式的，和臨床演說般的匿名敘述所寫下來的個案研究，來與那些以華美的、具靈性的個人聲音作比較。以專業語言寫出來的個案研究其目的與影響是什麼？這個個案研究告訴我們什麼有關治療經驗的獨特情況？它會告訴我們更多有關臨床意見的價值與期望嗎？

　　我們從誠實的個人描述中學到什麼？這樣的描述甚至引進自白式的素材，而這些素材通常是以隱藏在正式專業的報告中為特徵。詩人與散文作家在探索他們的經驗深度時充分利用了這種自白風格，但在治療方面，這種心理上的探究方式被認為只適用在病人身上。為什麼會出現這種不均衡呢？這可能是因為治療師向來都覺得他們是處於科學診療過程「之外」的，如今，我們知道真實情況則是，治療師們常是身陷其中的。

　　當考慮到在治療中，對所看到發生的事情之不同的敘述方法時，我們可能會問：什麼方法讓我們更接近實際的經驗？哪種陳述更具可讀性？更有吸引力？更可提供資訊？更具影響力？或更實用？

　　我建議以臨床最正式的文體來寫個案研究，以此作為明白那獨特世界觀的方法。同樣的情形也許可以用熱切的個人意見來記錄，並且可以將結果進行比較。為了加強各種模式的不同觀點，我會誇大它們。我可以想像Woody Allen用最濃厚的心理學專門術語來寫個案研究，從而幫助我們明白這一類型的言論對人們做了些什麼。

　　除了用不同的觀點來進行實驗，我的研究生經常不只使用一種藝術模式來表達他們在治療中的經驗，不同的媒體能對經驗提供不一樣的觀

點。我們發現，如果相同的治療經驗用詩歌、圖畫、說故事、表演和動作等不同的媒體來表現，每種媒體能激發出一種對原先作為經驗單一事件的不同觀點。藝術的認知在表達與展示這些多方面性質的經驗上是獨特的。

Michael Polanvi（*1966*）覺得，「寄居」在某種經驗中而非在自己本身，對科學式的認知來說是重要的，它不僅僅只是應用於人文學科的一種方法。我可以預想，在具生產力的研究專案中，藝術治療師使用與他們一起工作的人的觀點來建構個案研究及對圖畫的詮釋。我要鼓勵在治療中對人的經驗具想像性與文藝性的描述，而非只是文字上的面談或報告。透過對另一個人生活處境的同理，我們可以看到你我雙方都無法描述的一種更直接的敘事方式。對文學的想像性看法和透過對別人的同理角度來看世界，能夠拓展我們對現實的見解。

在某種假設的情況下，治療中的個案研究調查仍未發揮其顯著的主動性來尋找出多種觀點。案例材料的擴大將引發新的不同問題、各式各樣在治療價值上的觀點，還有不斷變化的觀察類型。不同的案例描述本身將能提供比較分析時所需的資料來源。

多樣化的敘事文也許會專注在某些治療經驗的特殊觀點上，這些觀點包括：對病人與治療師滿意度的評價、對重要時刻和轉捩點的辨識、困難與分心、對不穩定週期或時刻的鑑別、意外的結果、影響在計畫之中或之外的改變因素、那些在治療中的關鍵時刻可能對病人或治療師在療程以外的生活帶來影響的因素，或者是那些完全處於對治療經驗過程產生影響之外的共同因素。

我竭力要求藝術治療研究者在個案研究形式上即興運用，或者考慮與一個人合作來審視工作，這個人的觀點來自於在治療中使用到的材料、處理影像的方法，以及其他方法學上的考量。我們在極大部分上使用個案研究來記錄病人的行為改變。一個更嚴謹、更系統化的研究計畫

將記錄下其他的因素：病人的認知、藝術療法的改變、創作影像風格的改變等等。

　　這可能會有助於我們從在治療中所產生之影像，以及從其他重要「事物」的觀點來陳述個案研究。這些練習將深化我們的同理心，並且讓我們用新鮮的方法來看待人生的能力。在美學同理方面，Wilhelm Worringer 和Theodor Lipps的文章可以被用來當作是一種心理基礎，這個基礎使我們沉浸於別人的經驗中，並且能夠享受「一種在外部事物內對生活的共鳴」（*Arnheim,1986, p.60*）。我們可以探索詩歌般的意念是如何將別人所視作「沒有活力的」物體人格化。我們在治療經驗上的眼界將符合我們所使用的觀點和採取的意見。每一種可能的看法都應該被視為一種描述在藝術治療經驗中發生了什麼的方法來探究。

　　我同意Amedeo Giorgi的觀察結果，心理學正廣泛地被當作一門描述性學科來應用。他說明了他在現象學研究的實踐及整個質化研究的範圍，是如何成為一個更全面性傳統的一部分，他把這個傳統稱為「描述式心理學」（descriptive psychology）。雖然這種研究方法集中在「發現」而非「證明」，Giorgi相信那完全是科學的。他給這種與藝術本位研究價值相符的科學方法作出定義：

　　　　接受達到科學的要求意味著一個人想要以方法學的、系統的、嚴謹的方式來調查自己感興趣的現象……與傳統科學不同的是，後者明確的標準是事先被知道和宣告出來的，然而我只會在開始的時候接受達到科學的大致要求，至於具體的步驟是我在與現象對話的時候才詳細列出來，而非事前就決定的（*1985,p.26*）。

我希望，藝術本位研究會透過堅持「方法學的、系統的、嚴謹的」

程序而得到發展。與其說「科學的」探究是個已經被指示好的操作系統，不如說它是種遵守紀律的方法，一種操作的方式。我敢大膽的說藝術本位研究可藉由這樣的方式來執行，以完完全全地支援那個被「自由地」定義的科學方法。Giorgi幫助我們認識到，我們不用放棄自由，也可以支持科學的構想，而能去發掘出從原本計畫的限度外所浮現出來的事物。

科學的描述在多年來已經假定它們能給予觀察和實驗客觀的報告，但我們現在意識到，任何對現象的詮釋改變了並轉變了我們所觀察到的現象。考慮到這一點，藝術的觀點在以下這些方面可能更誠實些：包括它對現象做了什麼；有時它是怎麼扭轉、誇大、歪曲現象，而其他時候又以最清晰的目光來觀察現象。有許多不同類型的描述：藝術公開地宣告觀察者的角度，並承認對一種情況的詮釋給整個過程增加了什麼。科學的描述也把自己置身於它們所解釋的現象中，不過，這種附加效應還沒得到公然的承認。藝術的與科學的詮釋核心就是這麼一個事實：每個描述符號把它具有修辭的和觀測的獨特風格灌進所創作出來的圖像中。

藝術可以幫助科學對因為它的詮釋所造成的蛻變影響更加敏感，而科學可輔助藝術本位研究在它的程序上變得更加系統化，並且在物件和觀測者施與得之間更加協調。這種不同的看待方式互補和擴展了它們彼此。

我不知道心理學是否準備好把自己看作是一種蛻變的過程，這種蛻變過程將自己置身於它所描述的一切當中。然而，我認為這就是在描述現象時最終將會做的一切。在過去的一個世紀裡，科學的、修辭學上的解釋方式只是比其他詮釋這世界的方式更引人注目。我相信藝術治療有一種不同類型的故事要說，當我們完美的改善那種描述我們所做之事情的獨特方式時，一種新類型的研究就會浮現出來，並且我確信它的藝術言辭將會具有堅強的說服力。

構　想

我發現，新手研究員可以得益於對各種可能性的全面考量，而這又能激發出他們自己與衆不同的興趣和計畫。正如我在這本書中一直說的，研究方法與研究方案的特殊情況是密不可分，我也列舉了許多基於藝術的研究案例來證明這一個原則。我深信在研究方案的各種狀況下會湧現出不同的方法，希望在接下來的章節中能創造出許多構想，以作爲將來研究的「火苗」。

我的目的是要從自身背景和興趣的觀點中，去激發各種構想並辨識出需要。我建議大家在讀這一章時，把我當成是一位顧問或督導，是來爲大家提供意見、指引和研究的可能性，並設法爲大家呈現什麼東西可以構成有價值的研究專案。我從各種已經產生的研究構想和「樣本」專案中，任意地挑選出對美感品質、方法、病史及成果評估等方面的結果作爲焦點，這些選擇只是爲了舉例說明各種可能性，我其實也可以盡可能的用一套完全不同的論點來創建主題和問題。

在閱讀下文時，請勿就字面上意思全盤接受，身爲督導的我常告誡

研究生，要從他們自己創造性的思考角度去「反駁」我的觀點。我把自己看作是個煽動者，也是一個設法幫助學生從自己獨特的興趣、生活經歷和專門技能中形成研究專案的人。

當回顧我在藝術本位研究上的經驗時，我辨識出兩個基本原則作為引導思維。

首先，最重要的構想與成果是在創造過程中產生的，它們不大可能預先計畫好；然而，即使主要的見解往往易於在出乎意料下產生，我們在研究剛開始的時候就設下目標還是很重要，這種起始準則可比喻為像是在畫布上塗下的第一筆，或者是畫像成形前的底色，它是創造性發現得以展現的基礎。

其次，研究過程應盡可能緊密地與治療的經驗相符合。身為藝術治療師，我們所有的研究活動最終都是為了改進臨床實踐，進而能更有效地幫助他人，這個焦點成為整合我們所有的創造性實驗的基礎背景。

在我作為研究者和研究督導的經驗中所面臨最困難的任務，是在於闡明我們意圖要做些什麼。一旦我們有了一個可行的主意，探究的程序往往就會迅速依序展開。在藝術本位研究中，研究的構想可能是一種「方法」，也可能是一個問題或是一個爭論點。

與創造性科學家的建議一致，我不想給研究設計一套標準的程序。我所描述的及讀者們在這段討論中所添加的每一個構想，都有可能引發出獨特的探究方法。在對藝術治療師們講授研究方法時，我建議他們好好讀一下W. I .B. Beveridge的經典文章《科學調查的藝術》（*The Art of Scientific Investigation*）。Beveridge說：「研究中的訓練，在很大程度上必然是一種自我訓練，在處理實際的調查研究時，有經驗豐富的科學家在旁指導就更好。」（*1950.p.x*）

Beveridge接著寫到，傑出的科學研究者是如何以廣泛的興趣為特徵的，這些興趣使科學研究者能把先前分散的單個實體聯繫起來。作

家Lawrence Durrell也同樣注意到天才是如何潛心於創造事物間的新關係。與歷代各個時期的科學家所持的聲明一樣，Beveridge描述到，由於革命性的轉形顛覆了當代的知識框架，各種見解「是如何出乎意料地產生」，最重要的發現也總是偶然取得的。而堅持標準化研究方法的人則十分抗拒這些新鮮的發現和智慧框架的擴展。正如Carl Rogers所說，這種狹隘的研究方法懼怕創新，並且「沒有認識到真正的科學正是從這樣的充滿幻想的思考中浮現出來的」（Rogers,1965, p.192）。

Clifford Geertz描述到，標準化的研究程式只會應用於資料蒐集這樣的最刻板的活動。他覺得，研究人類經歷更可能會陷於「複雜的概念化結構的多樣性中，很多這些概念化結構彼此互相重疊或交錯纏繞，從而馬上變得陌生、不規則以及含糊」（1973, p.10）。

在以下幾頁裡，我提出了一些關於研究構想的速寫，它們都試圖激發起充滿「奇異幻想的思考」和飛躍的想像力。

我把這些構想視為是創造的根源。探究的方法被當作是創造的潛能來呈現，並且與藝術保持一致。對於我在藝術本位研究上的見解來說，進行調查的方式與研究者所作的一切，就如引導行為的概念一樣重要。對藝術治療研究者而言，實踐的方法往往是必要的結果。我們從事研究來進一步改善和加深這些對人們和藝術所產生的影響。

美感品質的影響

在藝術治療的歷史上，對表達品質的評估已經成為一個具挑釁的主題。每個人能自由表達的價值，已經成為這個領域中所有部門的統一焦點。這種平等主義的精神常常伴隨著一個「戒律」，而這個戒律反對為在治療中所產生的藝術作品品質作出批判。我覺得，很多人如果在藝術

上遭受到任何一種批評，他們往往將不會再有勇氣去表達自己。從創造性藝術治療的角度來看，我並不提倡在創作者與他們作品之間的關係外來評價藝術品。這是區別藝術的治療性質與用商業化和學院派的方法來看待藝術的不同之處。然而，在藝術治療的關係中，美感的反應是不可避免的。我之所以對美感品質的議題如此感興趣，是因為它在藝術治療上具有很大的爭議性。雖然會有人認為美學是一個抽象的主題，對病人並無多大益處，但是我相信，這個主題將直領我們進入創造性藝術治療的經驗裡，以及藝術本位研究的核心深處。

藝術的表達是一種活動，它本身就攜帶著美學上的批評。我們可以這麼說，每個人在創造藝術的同時都懷著一股「要讓作品好」的內在慾望，都想盡可能的把姿態或感覺有效地表達出來。如果我們把對藝術品質的最終決定，取決在藝術家的創造性過程的經驗背景上，那麼這種作法更能被藝術治療師所接受嗎？

Edith Kramer向來提出藝術治療經驗中有關藝術品質的議題，但是藝術治療界已經把她的觀點兩極化，認為她是支持「藝術即是治療」（art as therapy），但反對「藝術心理治療」（art in therapy）。這種二分法已經發展成為一種刻板模式，它使Kramer所提出具有挑戰性的問題變得模糊起來。

> 當在具治療性質的創造活動中所產生的作品達到藝術的美感品質時，這個事實常常在心理學的評估上被忽視……既然作品的藝術價值是一種達到成功的昇華作用的指標，那麼作品的品質將成為一種評量治療成效的方法（儘管它並不是唯一的方法）（*1971, pp.221-223*）。

如果我們能以較少的理論負擔，和用「成功的藝術表達」即是治療

性行為這種普遍能被接受的概念，來取代Kramer的佛洛伊德式的學說
「成功的昇華作用」，我們就不能避免去探究是否「藝術作品的品質能
成為評量治療成果的一種方法」。如果藝術表達是一種在藝術治療中渴
望獲得的結果，那麼它的品質應該受到評定。

　　Kramer所提出但被忽略的問題，是未來藝術治療研究中最重要的
焦點之一，許多研究可以從這個問題上衍生出來。我以下的例子只不過
是暗示出一些可能性：

■　　探索並且清晰的表達出在藝術治療中對評量藝術表達品質時所作的
努力而產生的議題。既然品質無法被量化的這一事實已經被普遍接受，
我們將如何對這樣的特徵作出評估呢？我們能替藝術治療師們制訂任何
種類的標準嗎？我們可以同意這些在相對下較具體的藝術表達「品質」
嗎？例如，自發性、秩序、想像力等等，它們可以在某種程度的一貫性
上被觀察出來嗎？我們將如何定義品質呢？有可能提供出普遍的定義和
標準嗎？藝術品質純粹只是個人的詮釋嗎？其他學術領域是如何評定品
質的呢？難道美學的測量方法是一種矛盾？

　　　一項研究也許可以在各類藝術領域內，針對有關藝術品質的評定去
檢驗過去在臨床上的實踐，而這個問題或許可以從對不同的歷史時期、
文化，以及藝術學院的觀點中去探究出來，具爭議性的議題也可以被視
為是關於藝術品質的不同看法。各類藝術和文化傳統必須能適用於這個
問題。許多議題的確認都牽涉到美感品質的評定，它們可以成為藝術治
療專業上在處理這個考量時重要的第一步。

■　　各類藝術為評定研究的價值提供了具選擇性的方法。這個方案是否
與你的經驗有關聯？它能在你身上喚起一些東西嗎？這個方案能否在同
類計畫中突圍而出，並且為臨床實踐開發出一個新的層面？這個方案能

否傳達出一種心理深層的感覺？它是否具有美學上的重要意義？是否令
人難忘？這個方案對其他人來說是否具有吸引力？對某人是否有幫助？
它是否能引起、激發，並促使他人產生興趣？如果我們依照這些「藝術
的」標準來評估創造性藝術治療研究的話，那麼我們就可以在一個完全
不同的有效性背景下運作。

要測試出美感的重要性，其基本方法是在於一個人的藝術表達是否
對覺察到它的人具有吸引力。這比起傳統的科學標準來說，是一種完全
不同的測驗成效的方法。

藝術標準與科學標準間最大的區別，在於前者採用的是基於一個人
對另外一個人表達價值的評估。品味、主觀性，和不同的看法都是設想
的，而科學正努力去消除這些因素。我們與其在這裡爭論是否某個標準
比另一個好，倒不如探究一下：一個以藝術標準為基礎的研究能為藝術
治療界及其他領域作出什麼貢獻。

■　藝術治療界還沒能充分地研究出詮釋的動力所在，這些對藝術作品
的詮釋是我們在工作中所有診斷評估的基礎。在此專業的許多藝術治
療師一直相信，建立診斷法則和心理評估標準是有可能的，但Clifford
Geertz 已經闡明，所有的「資料」都只能算是被詮釋出來的小說，它
們是「虛構」的，並且被「塑造」出來，為尋找對另一個人生命意義的
解釋所作的努力（1973, p.15）。

一些研究專案也許可以探究這些基本價值和主題來告訴大家，不同
的藝術治療師對治療經驗的詮釋是如何的不一樣。我也可以想像有些專
案或許能在不同作者的知識框架裡，以達到辨識出不同的「架構」去定
義一個「優質」經驗為目標，來重新探討藝術治療文獻。

為了理解清楚目前臨床實務工作者個人的詮釋文化，我們可以訪問
他們：是什麼樣的信念與價值決定了他們對藝術作品品質的評估？在這

其中，他們是如何對藝術作品賦予意義的？

　　我們也可以用這些相關議題來訪談藝術治療研究生們。我想知道藝術治療研究所學生是根據什麼因素來對藝術作詮釋：(1)根深柢固的個人價值觀；(2)在他們的訓練過程中所被要求的紀律；還是(3)第一點和第二點的綜合；以及其他可能影響他們詮釋觀點的因素。

■　一份以文獻探討為基礎的研究，也許可以回顧過去藝術治療師所出版的刊物，然後決定看看誰比其他人更傾向於呈現在美感上較有意思的圖像。相較於「圖解式的溝通」，一種對「藝術」的定義也許需要被用來作為此研究的基礎。Edith Kramer提出，藝術和非藝術之間是有區別的，不過它們之間的特徵也許頗為微妙，並且無法預見：「我們永遠無法預知塗鴉、刻板模式，或古舊壁畫會在哪一刻變成藝術。」（*1971, p.222*）

　　對在藝術治療文獻中所呈現出的圖像進行研究，也許能探索出創造一套在藝術治療上作出美學評估的標準。藝術治療文獻缺乏對藝術品作純粹的視覺評估，並且在大體上忽視了美感品質可能為治療過程所帶來的影響。我們為「在美感上頗有意思的圖像」制定出一套標準所付出的努力，可以說是在藝術治療上向前跨出的重要一步。

　　已經出版過的文獻提供了一個在量化上較為一致的資料庫。為了試圖解釋在專業出版物中的視覺影像所呈現出來的美感品質，來自藝術史的研究方法可與藝術治療相結合。一項研究計畫也許可以在毫無目的、沒有作者的書面陳述，和他們對治療功效的評價下來處理視覺影像資料，這種純粹的視覺角度能為藝術治療經驗提供全新有利的觀點。這份研究將能提出新的方式來看待那些在藝術治療經驗中所產生的資料，因為我們都傾向於把在治療中所創造出來的圖像，硬是擺放到我們對它們所說的故事及所使用的理論裡，來解釋或驗證臨床實踐。

這類研究的主要成果就是，我們將不用參考藝術家的個人生活，便能成功地對圖像進行系統化的評估和理解。當科學家們研究一個獨特的疾病時，他們不會把這種疾病狀況看作是受到此病折磨的病患的人格表現，而是把它當成是一個自治實體來進行研究。當我們對藝術圖像有更多的認識時，這樣的理解就可以被運用到那些在我們工作中從事藝術創作的個案身上。

■ 「診斷性藝術」的過程真的與「藝術」的創造有關嗎？這類藝術診斷活動可以更恰當地被形容為「圖解練習」嗎？一個研究專案也許可以探究出介於在一間藝術治療工作室內與在一項測試性背景下，所創作出的兩種不同圖像之間的美感差異。對圖解式的圖像進行診斷性的評估，這真的是「藝術治療」的經驗嗎？

■ 在我的藝術經驗中，我發現我的注意力會被某一個經過長時期繪畫下所產生的特別圖像或主題所吸引。我永遠無法知道為什麼我會挑選這一張獨特的圖像，但我發現，我會在繼續描繪它的情況下對這個藝術主題更加瞭解。這個經驗教會了我，當一個圖像首次出現時，我永遠不可以馬上診斷或解釋它意味著什麼。藝術診斷過程與藝術經驗的本質相矛盾嗎？在此藝術經驗中，任何藝術作品所內含的意義會逐漸從持續不變的曝光中浮現出來。圖像的意義會有它完成或結束的一天嗎？一個圖像會引導出另一個圖像的出現嗎？

我發現，一件繪畫作品的重要性只會在我畫這張圖之前和之後的關係中才能被領會出來。我們可以透過很長一段時間來創造出一連串相關的畫作，並帶著這些問題和想法去進行實驗。一件藝術作品總是與其他藝術品相關聯，它們是從彼此中發展出來的。不妨看看這些原則能否從你的個人藝術表達中，或那些與你共事的人身上觀察得出。

　Rudolf Arnheim在他的著作中建議，藝術作品的美感品質和結構特性確實對表達具有重大的衝擊，也因此進而影響治療功效。Arnheim記錄下「藝術表達是如何深埋」在圖像的物理特質中（*1954, p.449*）。

　　如果表達是由藝術作品的結構來決定，那麼這樣的概念對治療實踐具有什麼含意？藝術治療師是為了能改善藝術表達的「品質」而對個案進行藝術教學和訓練嗎？

　　許多藝術治療師已經簡單的宣告過，美感品質是個無法進入的禁區，因此，它與治療實踐不相關，他們覺得，藝術品質局限了純粹且自由的表達，然而這樣的觀點正確嗎？藝術品質可以在藝術治療中，渴望追求自由、自發性，和真實表達的背景下得到定義嗎？

　也許進行一個「盲目」的研究是有用的，這種「盲目」的研究把對治療的敘述和詮釋都排除在外，並要求不同的藝術治療師以他們個人在藝術治療經驗中對品質所作的定義為基礎，來為一系列的藝術作品作出評價。同樣的研究過程也許可以被複製，並且運用在一群沒有過藝術治療經驗的藝術家身上。雖然這類研究最終會把自己導引到量化的研究上，不過其測量過程將在這種情況下得以被應用，以對資料進行組織與解釋。量化結果是無法對有關人類的情況作出確定性的綜述。我預言，這類研究將會幫助我們進一步理解在藝術治療裡，表達品質意味著什麼。

　其他與美感品質的爭議相關的問題包括：我們的治療環境與治療目的是如何塑造出對美感價值的觀念？藝術治療環境是如何與純藝術的背景不同？它們兩者之間有不同點和相似之處嗎？當談到美感價值的評估時，我們可以在藝術家與藝術治療師之間作出二元化的分離嗎？病患對藝術品質的評估，是不是有時候會不同於那些藝術治療師呢？

■　我可以預想這麼一項研究方案，這項方案同時對在高度臨床的治療環境下所產生的藝術作品，以及其他在藝術治療工作室的背景下所創造出來的作品進行審查。再一次的強調，這種調查將會完全僅以對看得見的資料所作的美學評價爲基礎來進行，所有對治療功效所作的敘述都會被排除於外。這樣的研究將會幫助我們明白，環境因素對在治療中所產生的視覺影像類型會有多少程度的影響。

　　比較式的分析是研究的基本元素。我們需要學習不同的環境因素爲創造性過程所帶來的影響。藝術表達的「品質」是在一個更加普遍的氣氛下被創造出來的延伸嗎？藝術工作室的空間是如何影響藝術表達的？對相同的藝術活動在不同的環境空間中進行實驗，那空間品質是以能被察覺的方式來影響到藝術表達嗎？

■　有許多其他的研究可以被執行，來檢驗在關於品質的議題上所引申出來的因素，例如：藝術治療師在藝術上的訓練、藝術治療師目前在個人藝術創作上的投入，以及他們各自的治療哲學等，均可以用來檢驗他們在藝術治療上對品質評估可能帶來的影響。

■　一位研究員也許可以根據長時間所累積下來個人的或「第一手」的藝術創作經驗來判斷：美感品質和治療功效之間是否存在著相互關係？這種探究可以直接從研究員與藝術媒材之間的接觸中得出結論，而並非來自於對別人的藝術表達作出詮釋。

　　我在創造完一幅「成功的」畫作後會感覺更好嗎？一幅「失敗的」畫作能否產生意義重大的治療作用？眞誠且富有表現力的圖像更能深化我在治療過程的投入嗎？膚淺且刻板的圖像是否限制了我在藝術治療上的投入？我們是否能在藝術治療經驗中找到任何表達類型的重要性？個人在藝術表達品質上的經驗會影響獲得治療的滿足感覺嗎？

　　一項方案可以在研究員進行一個持續的診斷評估時被設計出來，這種評估方法是要來瞭解某些獨特的圖像與表達品質，是如何影響情緒狀態和治療結果。

　　在個人的藝術工作室研究背景下，有關品質評估方面的主題是否能具連貫性的在研究過程中不斷地浮現出來？那些我可能絕對不會掛在房間裡，並且在美感上較爲「劣質」的畫作，有時候是否能產生強而有力的治療效果？爲了探索新的情感、擴展我的表達方式，或是與自己生活上具陰影且被壓抑的方面接觸，也許我應該考慮去創作一系列我所認爲是「劣質的」藝術作品？

　　爲了要防止我們對自身的藝術品品質進行批判，藝術家研究員也許應該邀請其他人來對自己的視覺影像作出美學評估。在多少程度上，其他人對此藝術家的作品所下的評論影響了他對自己圖像的感覺？其他人對作品的美學判斷，又是如何影響這位藝術家對治療滿意度的感受？

■　　一種更具創造性來擴充藝術品質評估的方法，也許能包括讓藝術作品自行去評價自己的想像性練習。它們認爲自己有多成功呢？它們滿意自己嗎？它們提供了什麼樣的品質？它們同意藝術家對自己所作的品質評估嗎？這種想像性的探究不僅給予我們新的方式去看待和理解藝術品，它們還能經常產生新的治療技術，而我們可以在與其他人從事治療工作時使用到這些技術。

■　　在對美感品質的感受是如何影響治療經驗上，如果我們用最傳統的方法去訪問病患和治療師，也許同樣可以產生在這方面有用的資訊。一項研究可以在研究者有意去避免爲品質下定義，並且努力記錄下所有訪談中所透露出來與此主題相關的一切來進行。也許使用另外一種方法來預先嘗試爲藝術品質設下標準，然後用這個標準來檢測關於研究對象的

經驗。

■　藝術品質可以從某一個特別有利的觀點中研究得出，例如以靈性為角度來出發。Ellen Horowitz認為靈性是藝術治療經驗的一個重要層面（*1994*）。我們可以在一件藝術作品中去定義具有靈性的品質嗎？圖像本身傳達了具有靈性的表達嗎？它們透過什麼方式傳達呢？在藝術創造過程中是不是更能體驗到靈性呢？那麼在冥思藝術圖像時會不會體驗到呢？在藝術治療中能體驗到靈性的強度和滿意度嗎？

■　以批評和歷史觀點為基礎的研究，也許可以檢測那些在藝術治療文獻中被肯定或否定的美學因素。我們需要重新探討Hans Prinzhorn具先驅性的作品《精神病患的藝術作品》（*Artistry of the Mentally Ill*）（*1972*）中有關在藝術治療裡所創造出的圖像。Prinzhorn認為精神病患的藝術是在表達「一種具統一性的隱喻本能」（*p.241*），他相信每個形狀和姿勢都可以看作是為了與其他人建立關係所付出的重大努力。他說，如果我們認真地思考最簡單的塗鴉，我們可能會發現，那個塗鴉傳達了「人類精神生活的普遍特質」。

　　藝術治療對心理治療實踐和心理動力理論的強勢認同，掩蓋了Prinzhorn的貢獻。當我們把創造性過程和表達的物件看作是藝術療藥的傳遞者時，Prinzhorn顯然占有重要地位。他示範了我們如何利用在治療中所創造出來的藝術作品來進行正式的研究，而這個研究的目標是要將藝術作品與在藝術史和民族誌研究中的工藝品，所呈現出普遍人類的表達傾向之間作出連結。Prinzhorn為未來的研究提出了許多可能性，而這些可能性將有望繼續他對視覺幻想、為事物作嬉玩般裝飾的本能、對空間秩序的普遍渴望、原始的象徵主義類型，以及其他處於萌芽狀態的構想進行調查研究。

我們可以根據Prinzhorn的理論和他所描述的視覺影像類型，來解釋在藝術治療中所產生的圖像，將他以前所蒐集的藝術作品與現在所創造出來的圖像進行比較，在它們兩者之間是否有共通的表達品質呢？如果有，那它們重要的治療意義是什麼呢？

■　Rudolf Arnheim形容說：「藝術家是如何透過運用色彩關係來傳達意義的，但我們對此幾乎是一無所知。」（*1992, p.183*）探究一下你是如何在自己的藝術品中運用色彩來表達情緒的；記錄下你在長期間內創作一系列繪畫中所運用的色彩模式；問問自己每張畫作的色彩之間具有什麼關聯性；觀察這些色彩在以後的畫作中的持續運用與變化；你感覺到色彩的一致性嗎？你與某一色彩之間的關係是否會根據圖畫的整體構成而改變？

訪問一下其他的藝術家，色彩是否是與視覺現象最相關的因素之一？我們可以普遍的說「意義的表達是透過色彩關係而產生的」嗎？

顏色有暖色與冷色之分嗎？紅色與橙色可能會與表達出火的效果相符合，而藍色與綠色則可比喻為水嗎？你曾體驗過溫暖的紅色與涼爽的藍色嗎？有時候我們的一些情緒反應是否可能會顛覆這些概念嗎？

方法上的研究

■　藝術治療研究極少會注意到這門學科中具能量的層面，因為我們幾乎只注意到那些使學科存在的環境條件，以及僅致力於針對以語言為基礎的心理學理論和方法所產生的治療作用。一旦藝術治療開始認真地與美學方法和理論相結合，藝術的真正力量才會清楚的展現。Rudolf Arnheim描述到「使眼睛為之一亮的事物」是如何「為生命帶來力量」

（*1954, p.460*），並且這種知覺傳送的力量也同樣可以應用在動作、聲音和觸摸上。

藝術治療界已經把視覺圖像當成是一種敘事文體來研究，這些圖像說出了有關創作者的一些事情。我們是如此關注在這些圖像作者的心理狀況，以至於忽略了去探究藝術創作和投入在圖像中是如何積極地影響了人們。我們該如何去探究並理解不同「種類」的藝術創作活動，和不同的媒材會產生不同的力量及治療性質呢？當我們完成一件藝術品後，我們如何可以得到它那具獨特能量的品質呢？

在此範圍的研究也許可以開始一些簡單的敘述性研究，這些敘述性研究能清楚地說出當人們深思一件藝術作品時經驗了什麼。我們總是趨向於把對這些藝術作品的印象轉變成為心理學上的詮釋，為了把這種趨勢減到最小，我們可以在研究開始的時候，為藝術作品確定出一連串的視覺特質和能量，並且把我們對藝術作品的描述集中於辨認出它們在圖像中的存在：姿態、色彩強度、品質與形式的交互作用、空間關係、線條特徵、濃度、質地等等。

■　從荷蘭的藝術治療傳統中我可以展望到一些研究，這些研究可以用來探索並且比較在使用木材、泥土、繪畫顏料，以及其他廣泛的藝術治療媒材時所帶來的效果。這種以藝術工作室為導向的研究，將更有可能接近發生在實驗室裡的自然科學，而非傳統的行為科學方法。

隨著藝術媒材研究的拓展，我可以想到一些研究員正在探索如何使用單一媒材來從事治療工作的各種不同觀點，例如：不同品質和類型的石頭及木材，或尺寸大小等議題。

對媒材進行研究的可能性是巨大無限的，而且新的和典型的媒材可以用來做研究及比較。一項研究也許可以把製作電子繪圖的治療潛能與用自然的材料所產生的具觸感和知覺的作品相比較。它們各自具備怎樣

獨特的品質和治療效果呢？

在創造性藝術治療裡，攝影已經成為一個媒材焦點（*Kraus and Fryrear, 1983; Weiser, 1993*）。我經常把「攝影治療」及創造性的運用「錄影治療」視為是在更大的視覺藝術治療學科中對媒材的專注（*McNiff, 1975b; Fryrear and Fleshman, 1981*）。因攝影技術所產生的大量文獻和研究，例證了其他媒材的治療特質是如何可以被檢驗出來。在《攝影藝術治療：一個榮格派的觀點》（*Photo Art Therapy: A Jungian Perspective*）（*1992*），Jerry Fryrear和Irene Corbit示範了一種媒材如何能從某個特別的治療理論取向中被探究。Helen Landgarten的著作《雜誌照片剪貼：一種多元文化的診斷和治療技術》（*Magazine Photo Collage: A Multicultural Assessment and Treatment Technique*）（*1993*）提供了另外一個例子來示範一種特殊的媒材是如何可以被用來作研究，並且適應不同個案團體的需求。

■　在這本我自己所寫的書中《大地天使：投入於日常事物的神聖性》（*Earth Angels: Engaging the Sacred in Everyday Things*）（*1995*），我探索了人們與所擁有的物品、自然事物，和地方的密切關聯性。在治療上，我們需要更加地去檢視對日常物品的使用。我可以想像出一些研究方案，這些研究專注在探討單一的物件或法寶如何能用在產生一系列具持續性的創造性表達和思考上。其他的研究計畫也許可以使用榮格派沙盤治療中各式各樣的物件和材料，來建造環境及個人聖壇。

Dana Salvo所著的一本有關攝影的書《墨西哥的住家祭壇》（*Home Altars of Mexico*）（*1997*），在創造性藝術治療中產生了許多的可能性，去形成一門專注在日常祭壇的全新學科。Salvo同時還示範了藝術家如何能執行重要的民族誌研究，這些研究把本土文化的連貫性與當代的精神和藝術興趣融合在一起。當創造性藝術治療界以像Salvo

一樣的藝術家研究員爲榜樣,去找尋全世界普通老百姓的迷人表達時,我們的治療方法也會隨之豐富起來。

■　有一位同時是專業造船業者的藝術治療研究生,他以製作一艘木船爲自己的碩士論文計畫,他想探究出木船製作與藝術治療之間的象徵關係,並且詢問自己爲什麼會如此深深地投入於製船活動這麼多年。他知道自己在造船上所投入的一切並不只是機械似的行爲,而是其中有些東西吸引了他的注意力,因此他想發掘出個中的深層意義。

　　另外一位研究生也類似地把她的論文放在於研究治療與學習如何划船之間的相似之處。就像佛教禪宗的冥想一樣,任何一種具創造性的學科均可成爲探究治療實踐的方法。

■　縱觀歷史,哲學家們一直以來都一致認爲,普遍性的原則是透過個別細目來闡明,因此,讓我們來展現藝術治療實踐的細節是如何顯示出範圍更廣的文化、歷史、精神,以及心理的原則。

■　藝術家很容易專注於那些在日常生活中常被其他人所忽視的視覺影像。這些影像有時候會在夢境和藝術表達中出現。你不妨在周遭的環境中找出一個簡單的物件或形狀,並且把它當成是爲創作出一系列藝術作品的基礎,然後觀察看看,這一系列的藝術作品是否有助於促進了你與這個物質世界的關係。對一件簡單物體給予強烈且具創意的思考,能爲創造性的詮釋敞開多樣化的大門嗎?如果眞是如此,這類型的表達所傳達出的治療涵義是什麼?

■　檢測一下美感性質,如對稱或不對稱,是如何影響藝術治療經驗的。一個研究也許可以僅僅專注在創作出對稱及不對稱圖像的過程;當

這些美感性質出現在藝術作品上時，研究者也許可以對反映在這些性質上的治療作用進行探查；或者，一個研究可以同時結合創造出和理解這些特別的圖像結構。

　　一項研究也許可以去探討如何營造出開放空間和擁塞空間，以及我們對兩種不同空間在認知上的比較。

　　這些專門的研究方案通常從研究者的個人興趣中發展而來。我也許可以投入在大型繪畫的創作過程，而自己目前的這個興趣能激發我去研究這些畫作的治療性質。另外一個研究計畫也許可以專注於創作微小的圖像，為了理解從事大型繪畫創作的獨特動力所在，我也許可以實驗性的在小面積的畫布上進行藝術創作，使之成為比較性的資料來源，或者反之亦然。

　　藝術表達的尺寸大小會對藝術家產生一種特別的能量反應嗎？對藝術家來說，這種反應什麼時候是有益的，而什麼時候又是有害的呢？Helen Landgarten曾經思索她將會如何鼓勵Edvard Munch，當他覺得沮喪和不知所措的時候去創作小型繪畫，而不要在巨大的畫布上作畫。然而，也許同一位藝術家，當他感到壓抑的時候，可在大幅畫作上自由發揮，進而讓情感得到釋放。又或許，一種藝術治療經驗能希望藉由直接投入藝術創作的過程，去探索如何使壓抑的情緒轉變為另一種形式。這種靈活的和具創造性的治療關係，能在任何藝術過程中找到一種富有成效的工作方法嗎？

　■　對美的能量和動力所進行的研究，也許可以把藝術治療和順勢療法中的用藥（homeopathic medicine）連結起來，在這領域裡，一方的活動會激發出另一方的反應。在藝術治療中，這些相應作用的自然法則大多被忽視。創作出表達秩序和平衡作用的藝術是如何影響藝術家的精神？秩序在什麼時候可能對某一特定藝術家會有好處？對同一位藝術家

來說，隨意的和無秩序的方式又是在什麼時候對他會有所幫助？這裡頭沒有什麼絕對的應用原則，不過，其中也許會有一些藉由某種特定的結構性質所產生出比較持續的效果。

■　一位藝術治療研究生最近告訴我她的論文研究，這篇論文研究是要測量藝術家在繪製曼陀羅之前與之後的血壓及心跳率。我們可以一起運用生理回饋機能與生命跡象測量法，來獲取有關在藝術創作上具能量的效果和對圖像進行冥思的資料。

　　藝術本位的研究員也許可以針對身／心療藥和不同的藝術活動對身心機能所造成的影響，來探索出新的研究方案。醫學博士Herbert Benson是研究醫藥與性靈之間相互作用的權威，他描述到，冥想出來的事件是如何被我們的生理系統當成是一種現實而去體驗到。不同的藝術創作方式可透過對生命跡象的檢測而探究得出，然後相互作出比較。在這些新的治療法領域裡，藝術本位研究有著無窮的可能性。在藝術治療領域中，那些對科學的探究和量化的評估感到興奮的研究員，他們也許可以專注於這類型的研究，因為這種研究是緊密地與以經驗為依據的資料相連結的。

■　我的同事Linda Klein曾經做過這麼一個實驗，她只運用三種顏色來創作大型的正方形繪畫，當時，她發現局限也具有釋放的效果。

　　一份研究也許可以探究在一塊與調色板相同大小的有限表面上作畫所產生的效果，這種限制能幫助我們理解在自己工作上某些特殊現象的獨特性質。改用一個不同大小的表面或是一種新的顏色來創作，這種轉變具有戲劇化的含意，並且也許可以用來研究。相對的，另外一個研究計畫或許可以調查運用許多不同顏色所產生具能量的品質。

■　我們可以運用舞蹈治療的「效果成形」（effort shape）分析方法為藝術作品的美感性質進行評估。這個方法把對藝術的詮釋範圍擴展到也包含了活躍的動力，例如在繪畫、素描和雕刻上所表達出來的流動性和能量。

■　正如在前面章節〈藝術的認知〉裡所建議的，我們可以去研究在創作圖像時的「工具」，Pat Berry（1974）和James Hillman（1978）把這些工具形容是：重述、放大、修飾、對比、單一化等等。我們可以在整個研究方案裡只專注在這些工具上的其中一個，並且去探究出許多不同方法來使用它。我們不妨也去研究看看在心理治療中運用這個工具的歷史。

另一項研究計畫也許可以藉由這些所有的「工具」和其他方面來進行實驗，從而反映出它們各自的獨特性質。所有這些技術都緊緊地抓住圖像，並且繼續往前設想，我們最終將能體認到，與一個圖像相聯繫的過程是具動力性的。藝術性的認知接受動作和改變的持續性，並且還需要不斷的使用不同方法來接近一個圖像。

■　我在稍早曾描述過，當為傳統行為科學的個案分析提出可供選擇的辦法時，Bruce Moon已經將個案研究的形式擴展到一個更具創造性的說故事形式，在這種形式下，個人的情感、自然的語言，以及直接的說話方式取代了心理學上的行話風格（1990, 1992, 1994, 1997）。這些敘述提供了許多有關我們如何使用語言來觀察和描寫美感經驗的例子，而這些範例正與藝術作品及藝術過程的敏感性相符。

Moon已經寫了許多歌曲和詩詞來表達他與病人相處的經歷，並且在美國藝術治療協會的年度大會上，在許多觀眾面前表演了這些作品，他的表演受到熱情的歡迎，這代表了在藝術療法專業中，我們渴望用創

造性的方法來反應治療的經驗。我相信，對治療實踐進行藝術性的反應是能滿足個人的情感需求，同時，它們還能加深我們對藝術治療動力的理解。

研究可以被執行來探究不同的成果，這些成果是藉由藝術治療師根據他們運用個人的藝術表達，來反應自己的臨床實踐時所產生的。有哪些在藝術治療實踐上的特徵，能從這種表達中獲得比其他方法更大的助益呢？

■　我們有需要從事更進一步的研究，這些研究可以示範和評估不同使用語言的方法來加強藝術治療經驗。我們也許可以探究一下不同性質的語言溝通所帶來的效果，它們包括：描述的、分析的、詩歌式的、歷史性的和戲劇性的語言等等。

一位研究員也許可以藉由對繪畫作簡短的、詩歌式的和意象派的反應來進行實驗，並且與使用較冗長的解釋性陳述相比較。每種方法各具有怎樣的優點和弱點呢？透過這些對比式的研究，我們將爲自己的學科開展出一個更廣闊、更徹底的方法來處理臨床實踐。

作研究幫助我們更加瞭解藉由一些特殊的方法所產生的不同效果。我們都善於利用一種較固定一致的方法來工作，因爲我們熟悉它，或者是因爲此方法受到某一間優良學校的心理治療實踐理論所認同。然而，藝術治療界將可以受益於一種在治療取向上更爲寬廣的方法，而藝術治療師可藉由此方法來進行一個特殊的治療活動，因爲他們會留意此活動將如何帶來預期的結果。

■　一項研究除了在藝術治療經驗中去探索不同種類的語言外，也許還可以調查出呈現目前案例資訊的各種方法。Bruce Moon的個案研究方法也許可以跟其他優秀的個案研究者相比較，例如Margaret Naumburg

和Helen Landgarten。研究者也許可以針對不同的方法來提供一些具批判性的個人反應。透過比較，我們把各種方法中與眾不同的性質區隔出來，並且進一步地瞭解這些性質。研究者也或許可以發明一些新的呈現方法，並且拿來跟Moon、Naumburg以及Landgarten的方法作比較。

■　　在藝術治療的實踐中存在著一些指示：如果我們集中注意力在圖像的純粹物理性質時，病患會比較穩定嗎（*Maclagan, 1995, p.217*）？在美感上的考量與「心理作用」是「密不可分」的嗎？我們是如何獲取並引導這些從藝術作品的物理表達中所散發出來的能量？

　　後現代主義者強調對一篇已經寫好的文章進行合理的解釋，並且無止境地繁衍增殖，這樣的作法指出了我們對視覺圖像所作的所有冥想，其目的是在為了要有意義的投入圖像中，而並非是在為它們作解釋。視覺圖像可以是一個具客觀性且持久不變的實體，它激發了個人的解釋過程。探究一下各種方法來陳述你自己和與其他人所創作之圖像的物理狀態，並且評價哪種方法最能令人滿意。

　　你是怎麼定義滿意的？是在美感上的滿意呢？還是在心理理解上的滿意？個人對滿意的定義與治療功效之間有什麼關係？

■　　不妨將George Kelly（*1995*）的心理學文章和Hans-Georg Gadamer（*1977*）的哲學式詮釋學研究應用在藝術治療裡頭對藝術作詮釋的實踐上。我們是根據自己的構造來體驗並創造出這個世界嗎？每一種理論立場都是在一套信仰或範例下來進行的嗎？有正確的或是有效的解釋這種東西的存在嗎？如果我們真的帶著偏見或是從不同的理論觀點來進行詮釋，我們將如何正向地在藝術治療的實踐中去運用它呢？不同的信仰是如何彼此相互合作的？它們共同分享了什麼價值？彼此間有明顯差異的範例，能在藝術治療經驗中找到共同點嗎？

■　想像力是在我們的研究方法中被大大低估的智慧。它是一種所有人用來處理和理解新的經驗領域，並且修訂已知學問的基本工具。藝術本位研究應以示範更多直接且具創造性的方法，來把想像力投入於學術性探究中爲任務。如Gaston Bachelard所寫的：「去驗證圖像反而會扼殺了圖像，去想像永遠比去經驗更豐富。」（1994, p.88）

把自己想像爲一幅讓別人使用不同方法來解釋的圖畫。當你對圖畫產生同理時，記錄下你對不同詮釋的好惡。你或許可以找一些自願擔任解釋者角色的義工，並且鼓勵他們試著去自由的解釋圖畫，然後把這些解釋作成文字紀錄，並且記錄下你自己的反應。

你可能會希望使用到我所謂的「安妮霍爾」（Annie Hall）評論，這是一種在詮釋者說話時表達出無聲的敘述。想像一下當一幅繪畫被人們用某些方法去處理時，它會感覺到好還是壞。

我在1991年所寫的論文〈倫理及圖像的自主權〉中建議，在治療和研究中，合乎倫理的行爲法規必須擴展到我們對待圖像的方法上。一個合乎倫理的研究也許應該在藝術治療的實踐中提出「圖像的權利」。

■　Bruce Moon已經持續地提出在治療及研究中，我們如何與圖像互動是具有在倫理道德上的暗含意義（1992, 1994, 1997）。在治療中，我們是否帶著尊重的態度來解釋圖像呢？身爲一個人，你要另一個人如何權威地描述「你代表什麼意義」呢？當你被貼上標籤時有什麼感覺？當你被別人解釋時又是什麼感覺？同理一幅圖像以及使圖像「人格化」的過程，爲理解我們在藝術治療中所作的一切開闢了新的道路。探究我們在處理圖像的方法與對待人的方法之間的相同處，其中內含著意義重大的研究潛能。

在《藝術與心理治療》（The Arts and Psychotherapy）（McNiff, 1981）一書中，我強調藝術治療是如何把「第三物件」介紹到心理治

療關係中。藝術圖像是一位參與者，它是介於病患與治療師間雙方面的對話外，另一種你可以與之對話並且可以向我們表達的第三物件。這一個被擴展的論點是藝術治療過程的必要性質，我們唯有透過去理解Harriet Wadeson所形容爲在經驗中之「特殊因素」的方法來研究。Wadeson覺得藝術作品是那個創造它的人的「延伸」，因此「它必須受到同樣的尊重」（1980a, p.38）。我也類似地感同身受過藝術作品是藝術家的「孩子」，他們彼此儘管密切相關，但還是分開存在。我希望，對圖像的尊重以及它所帶來的治療禮物可以引領未來藝術治療的研究。我們必須在治療過程中繼續探索出投入圖像的方法。

　　Wadeson說：「藝術治療師經常自以爲是的認爲他們明白一幅圖畫在說些什麼。」（同上，p.39）她描述了在藝術治療中，去發現我們所不知道的並且暢遊在新的領域裡，這樣的過程是多麼愉快並且具有挑戰性。如果我們能顧慮到圖像所帶給我們的價值，而用更謙卑和尊重的態度來與它建立關係，我們將會在治療上做得更好，這與對待他人是一樣的道理。

■　在《藝術即是醫療》（Art as Medicine）（McNiff, 1992）一書中，我透過對話、詩歌般的陳述、表演、夢境，以及不同的表達模式去探究創造性的方法來回應圖像。我已經發現，用另一種藝術表達方式來與藝術品互動，會產生出如C. G. Jung在積極想像中所經驗到相同感覺的延伸，而積極想像就是在鼓勵人們繼續「往前方的夢想作夢」。我們與圖像互動的方式將會決定它們所能產生的一切。

　　嘗試著用不同的方法去回應圖像，例如，口頭解釋、創造性的語言、動作、即興演唱、儀式和表演等等，每一種回應方法都能幫助你表達出對圖像的不同反應嗎？描述一下它們之間的差別。每種表達媒材都傳達並創造了一種不同的現實嗎？在一件藝術作品中，或在人與藝術作

品間的關係內，會有一種持久且穩定的現實存在嗎？而這個現實能藉由任何一種或所有回應的媒材來獲得嗎？

Paolo Knill以綜合運用各種媒材的先驅性試驗，為研究的各種可能性提供了一個泉源（1995）。探索一下從一種藝術模式「過渡」到另一種模式的過程，並且同時處理某種特別的感覺或問題。媒材的轉換如何影響治療經驗呢？我們有可能去假設哪一種特別類型的媒材轉換將會比較有持久的效果呢？

把你的夢境用來作為是一種反映出你在治療個案時所發生的一切的方法，並且也當成是一種詮釋出藝術表達之重要性的模式。夢境對經驗提供了一個觀點，而這個觀點能巨大的擴展我們藉由合理性分析所得知的東西，但是，夢境需要被信奉成是一種智慧和一種實用的方法來理解我們所做的事。

■ 一些研究專案也許可以探討某些根據治療師的需要、興趣，和能力來從事藝術治療臨床實務工作的領域。相較於參與者在治療中的能力所為，治療師所能做到或不能做到的事情是如何塑造出整個治療過程呢？在什麼樣的程度下，治療師使用某種特定方式來做事的能力會反映出個人的選擇和價值呢？這是一條對研究來說相當富饒的動脈。例如，兒童自由的從一種藝術模式轉移到另外一種，從繪畫轉移到戲劇或轉移到肢體動作等等，兒童的藝術表達常常同時包含了這些所有媒材的混合。如果治療師選擇只局限在一段治療期間中進行狹義的「藝術治療」，難道這樣的作法是完全根據個案的需要來創始的嗎？什麼樣的需求能決定出不同專業學科間的界限？

除了考量到治療師和個案的需求外，我們也許可以將創造性過程視為是一個自主的實體來處理，並且詢問一下「它」是否也有需求，而此需求也許可以幫助我們對藝術治療經驗進行深入瞭解。在實踐藝術治療

的不同背景情況下，我們還需要些什麼，而這些環境因素是如何影響我們所做的事？

■　　令人覺得驚訝的是，有非常少的研究是專注在藝術治療領域裡對冥想所扮演的角色進行探討，我可以預見在未來重要的藝術治療研究中，去探索出思考圖像的各種方法。靜坐冥想的練習可以與對藝術圖像的思考相融合；冥想和放鬆練習可以被引用到藝術創作的過程中，而整個藝術治療經驗也可以被視為是一種創造性的冥想形式來處理。許多將冥想練習與生理健康和醫學治療相結合的新型重要研究，已經使得這個領域可以成為在藝術治療研究中一個具可信度且實用的焦點。

■　　Bob Gilroy是我之前藝術治療研究所的學生，他是一位基督教牧師。他將St. Ignatius Loyola具靈性的宗教實踐與繪畫的過程相結合。藝術治療的方法如何可以和不同宗教傳統的禱告練習相聯繫呢（*Brooke, 1996*）？我們可以進行大量的比較式研究來瞭解藝術治療如何與宗教的傳統有關聯，此外，藝術治療的實踐與宗教性神職工作之間的連結也可以被建立起來。

■　　在藝術治療研究中，空間環境對藝術經驗的品質所帶來的影響還未曾被探究過，一項研究報告也許可以去檢驗在不同類型的空間裡去進行藝術治療。我相信空間的變化也許是在治療經驗品質上最重要的影響因素。在一間開放且具親和力的藝術工作室空間中，與在辦公室環境中所產生的藝術表達力量，兩者之間有沒有顯著的差別？在什麼範圍下，環境因素會影響藝術的表達？

　　一項研究計畫也許可以在藝術治療實踐中應用到室內設計的文獻報告。中國風水的概念和Gaston Bachelard的著作《詩意的空間》

（*Poetics of Space*）也許可以被藝術治療界所採用。

在Rudolf Arnheim的建築研究中，他已經描述了「介於事物的外表和它們的特性之間可見的密切關係」（*1977, p.254*）。一個環境的外觀如何影響在裡頭工作的人呢？如果空間的確對人們有重要的衝擊，那麼當我們在設計治療環境時，如何能夠注意到這個因素呢？在什麼程度下，藝術治療師能有意識的去設計空間來影響治療的結果呢？一種相同的環境設計可以單獨被一位治療師用在所有個案身上嗎？對於這種作法，它的缺點和優點是什麼？個別的案主可以受益於不同形式的空間安排嗎？具秩序性的空間總是對人有益嗎？是否一些人對凌亂空間的反應會比較好呢？

一項研究專案也許可以針對這些議題去訪問治療師，以觀察空間設計的特質和結果這兩者間的關係為目的來研究不同的治療環境；記錄一個實驗性的團體如何對各式各樣的環境情況產生反應；並且決定在什麼範圍內，藝術治療師將能視環境為治療經驗中的一個重要因素。

■　我們對任何不能夠被馬上且直接理解的事情的漠視，顯示出我們對現實本質的誤解。雖然藝術提供了研究者一些豐富且可察覺的現象，創造性過程的微妙之處仍然不能被壓縮在某些顯著行為的單獨架構裡，而這些架構被視為是一個整體直線因果模式的一部分。在我的經驗中，藝術作品對觀者所造成的衝擊是比較在環境層面上的，當我去理解一件藝術作品時，我進入了它的環境中，而此環境是由一種複雜的力量相互影響所構成的。

行為心理學家，像B. F. Skinner，對整體環境用什麼方式去影響人類行為有熱切的興趣。身為一位藝術家，我跟行為學派有許多的不同之處，因為此學派傾向於去否定內在聲音、感覺，和表達性自由的重要價值，並且同時專注在控制和操縱行為。但是，行為學派也有一些其他在

環境影響上的重點，值得被創造性藝術治療師們更進一步的去檢驗。

　　治療環境和那些在此環境下工作的人是如何彼此相互影響呢？個人具想像力的表達對創造出一個具有支援性和激發性的環境有所貢獻嗎？

　　參與在我的創造性藝術治療工作坊中的人，不斷形容工作室的整個創造能量是如何的激發出他們的藝術表達。一項研究專案也許可以探索一下個別藝術家在一間藝術治療工作室中所表達出的，是如何對整體環境的全面性影響作出貢獻？行為心理學的紀律能否與在藝術工作室氣氛下所散發出的創造性氣息和精神相關聯？藝術醫療的力量是否與環境中所產生的創造性能量互相呼應？治療師是如何點燃工作室的精神，並且維持他們的生命力？創造性藝術治療經驗的深度和價值是否與這些被啟動的環境力場相一致？Skinner相信環境影響了人們所做的事，這樣的信仰是正確的嗎？

　　我可以預想一個研究方案能將創造性藝術治療工作室的作用，與在Asklepios的希臘神廟裡，人們過夜去尋求幫助並且透過作夢來接受治療的現象相互作比較。由於人們需要協助，因此相信神廟的治療力量，我們仍然需要這種信念和奉獻，為的是能被一個具治療性的工作室環境所影響。不妨去辨識出從藝術治療工作室所傳遞出來的環境治療力。藝術工作室的環境是否用不同的或持續不變的方式去影響人們？

■　我鼓勵藝術治療研究去重新檢驗和維持在我們的文獻中，所呈現出的具先鋒性的構想。我建議不妨找出一篇能透過一項研究方案去擴展的藝術治療文章，或一系列由同一位作者所寫的文章。我可以預想許多重要的研究，這些研究可以藉由Frances Anderson和Sandra Packard（*Anderson and Packard, 1976; Packard and Anderson, 1976*）這兩位藝術治療先驅所著的原始論文中，探討有關藝術治療與藝術教育之間的關係而衍生出來。我們幾乎沒有試著去從事這方面頗為豐富的實驗，這

些試驗可以從對這兩門學科作比較性的分析時浮現。它們是如何的相似呢？而它們又是如何的不同呢？

　　雖然也許我們可以較輕易的找出介於藝術治療和藝術教育之間在制度本質上的差異，一個針對個別藝術治療師和藝術教師的比較式研究，也許能顯示出兩者之間更緊密的聯繫，尤其是當研究者專注在創作的過程和與媒材一起工作時；或許我們也可以針對介於藝術治療師和藝術教師之間，在某一個特別的教育環境中工作下的比較。

　　我們可以先不去管一般的藝術教師和藝術治療師所面對的學生群和個案群之間的明顯差異，因為這些差異通常影響到他們的工作內容，因此，一項研究方案可以只針對一位兒童個案進行比較分析。持續對一位接受藝術治療的兒童所作的觀察，可以與一位藝術教師對此兒童所作的一切相互比較。這其中的差異性是因為風格不同的關係呢，還是因為專業取向不一樣的緣故？我們如何可以將這兩種在專業認同上有區別的學科，竭力主張要將其相似處結合起來呢？錄影機也許可以被研究者使用來觀察以產生資料，以及成為運用其他評量工具的基礎。

　　研究者或許也可以透過個人在兩種環境下，去探究介於藝術治療和藝術教育實務工作間的相似處與不同處。這兩個領域之間的相異處主要是因為不同專業背景的影響呢？還是由於角色期待的不同？在什麼程度下，為了反應這些因素，我們和人及藝術媒材間的基本工作會因此改變？或者完全不受影響呢？

　　藝術治療師在對個案介紹調色、質地、形狀，以及線條的方法時，與藝術教師相類似嗎？在藝術治療中，如果表達是一種目的，那我們如何幫助人們去使用他們所需要的工具來表達自己呢？一份研究也許可以去辨識出那些在藝術治療和藝術教育的治療觀點中具有教育性質的要素。

　　在藝術治療文獻中，還有許多其他的論文可以激發出一些研究方

案。Cathy Malchiodi的文章「網路世界裡的藝術治療師」，描述了網路通訊如何讓藝術治療師能「勇敢的到那些以前很少人去過的地方」（*1996, p.231*）。她把旅遊在未曾被探索的網路世界中比喻成是一種對藝術治療過程的實驗，我期待一個能透過數位媒體所提供的機會，而孕育出在藝術治療研究上的新世界。

Rosalie Politsky針對「冒犯的和具爭議性的藝術」在文化上的重要意義所寫的文章，可以為藝術治療師們產生許多重要的研究專案（*1995b*）。每一位藝術治療師需要對個人在視覺影像上的包容程度有更進一步的瞭解，並且明白我們對圖像的反應將會影響治療關係。藝術治療師們彼此的包容度可以相互作比較；新手藝術治療師可以與資深藝術治療實務工作者來作比較；藝術治療師也可以跟藝術家或從社會中所任選出來的人進行比較。

Martin Perdoux在藝術治療實踐中關於「非西方影響」的文章裡指出了一個在研究上十分重要的主題（*1996*）。Perdoux形容「人本主義」的思想範例局限了他的藝術治療實踐。我們如何能從量子物理學的世界觀、巫醫的精神，和佛教的禪道等角度來展望藝術治療的經驗呢？

Holly Feen-Calligan的文章關注在探討藝術治療和其他專業學科的歷史關係，這篇文章為許多主要的研究機會打開了一扇大門（*1996*）。我可以預想出一個針對不同專業研究來作比較的新焦點，在什麼程度內，一門專業的定義會被它與其他專業之間的關係所塑造呢？是透過這門學科中的特色而定的嗎？

我同意Freen-Calligan堅持研究藝術治療是如何成為「一種歷史性過程的結果」，而藝術治療的產生是一種需要為「我們現在的文化提供一些功能」所作的反應（*1996, p.172*）。她描述了藝術治療師必須如何去瞭解這個「功能」既深且廣的歷史性分派，並且去發現如何「來明白它」。

　　藝術治療研究可以與歷史，以及在此學科中的最高標準一起合作來進行。為什麼我們幾乎獨斷的只認同行為科學方法，卻忽略了要透過歷史證據，去為我們的學科清楚的表達出自己需要些什麼的機會呢？

■　我一直鼓勵藝術治療研究生去運用Rudolf Arnheim對畢卡索的*Guernica*繪畫所作的研究，它是一種以藝術為本位的探究（*1962*）。Arnheim特別描述了這幅畫如何從原先的素描和草稿中逐步成形的不同階段，他的形容方法，示範了我們怎樣能將研究專注在對一件藝術作品如何被構圖的一種形式分析上。

　　我也曾激勵學生去從事一些實驗，他們可以對創作過程中所逐漸成形的圖像，透過以連續每隔一兩秒所拍攝下來的一系列照片來記錄。數位攝影和其他的電腦科技支援了這類型的探究，並且使藉由視覺影像來展開一個研究的新紀元成為可能。數位相機的存在和它能在電腦螢幕上立即產生影像的功能，對未來的研究啟發出無窮盡的可能性。

■　在1970年代末和1980年代初期，我對介於創造性藝術治療和薩滿教之間的關聯性感到興趣，我因此針對在民族學文獻上，對執行薩滿儀式的描寫進行研究，並且辨識出，介於原住民所使用的古老治療技術和當代創造性藝術治療實踐之間的相似之處。這些相似處包括：戲劇化的角色扮演、各種媒材的表達、創造性的想像練習、儀式、韻律、擊鼓、吟誦、自由移動、工藝品的製作和運用、使用面具和服裝去改變身體外表，以及透過一個具支援性的社群團體來活化治療能量的需求（*McNiff, 1979, 1981*）。

　　民族學的田野調查對我的研究很重要，因為它牽涉到，在土著療者所處的自然環境下去觀察他們，然而，身為臨床工作者，我必須找到能直接經驗介於藝術治療和薩滿教之間，相互一致的因素。我曾經參與過

由當地薩滿教士所帶領的儀式聚會，並且從中獲得幫助，但是這些活動並沒有十分接近我所從事的藝術治療工作。因此，我決定集合一些同事來進行一個每週聚會三小時以上的小團體實驗。我們探索著一些薩滿教來自經驗的觀點，而這些觀點是能夠被適用在我們的創造性藝術治療工作裡，其中包括：催眠、擊鼓和吟誦等等。我們的目標是想要第一手的去經驗，薩滿教儀式和藝術治療之間所能共同分享的特質，而且這個實驗的主要目的，在於嘗試進入一個較不具結構的環境來審視，如果我們用類似薩滿教儀式的方法去表達自己，什麼樣的現象會從中浮現？

　　我詢問自己，介於原住民所執行的薩滿教儀式和我目前所從事的藝術治療工作之間，有沒有存在著一個重大的區別呢？巫醫是否是一種代表每個人靈魂的原型本質呢？我是否可以從自己的經驗中，去發掘出一些薩滿經驗的精華觀點呢？薩滿經驗是否存在著一些共通的特質，是能在每個人中顯靈出來的呢？在什麼程度下，薩滿儀式被我們的文化信仰所塑造呢？

　　我對薩滿教的實驗活動，讓我能透過實地經驗去探索一個領域，而這個領域，大部分都是藉由對其他文化的描述性研究方法來調查的。未來的研究，也許可以類似地用民族學家所形容的執行方法，去進行直接的實驗，而這些方法包括：沙畫、製作護身符和法寶、吟誦具治療功能的咒語、面具的使用，以及蛻變儀式等等。

■　　我們需要用攝影機去記錄那些藝術治療前輩的工作過程。現在已經有錄影帶被製作出來，去呈現舞蹈治療師Carolyn Grant Fay如何在她的榮格派心理治療和積極想像的實踐中，使用繪畫和沙盤塑像（*Fay, 1996*）。Fay的治療工作，運用到介於不同藝術形式間的一種自然流動，而這樣的流動在錄影帶中被生動的呈現出來。

　　這種專業製作的錄影帶能暗示出許多研究的可能性。Fay在休斯頓

的C. G. Jung教育中心裡所進行的創新工作，已經被當成是一種歷史紀錄來保存，這樣的成果本身對研究來說就是一個重要的目標。

Carolyn Grant Fay的錄影帶，同時示範了方法學上的創新如何可以被記錄下來，並且去作研究。在心理治療實踐中，不管我們用再多的口語解釋來描述不同藝術形式的綜合運用對觀者所造成的影響，也無法更具說服力的比得上一片精良製作的錄影帶，對整個治療活動進程的實地示範。這片錄影帶的美感效果，引進了一種新的方式去決定一個獨特治療方法的功效。由於舞蹈治療師通常被要求使用錄影帶或影片，去呈現和記錄他們的工作，他們幫助了藝術治療師們去體認到，如果我們要展示自己臨床工作中具有活力的特點，我們必須同樣地運用到這些媒體。有趣的是，這支錄影帶是被一位「舞蹈治療師」所製作出來的，它提供了目前所有在個案繪畫上和用立體塑像來從事治療工作的最佳紀錄之一。

藝術治療已經排外的只專注在對靜態圖像的出版和分析上，如果我們開始去要求對臨床實踐進行較具活力的陳述，那這樣的作法對研究的暗含意義會是什麼呢？

在這支錄影帶中，Fay記錄下並且呈現出一位婦女，如何在畫完一張螺旋狀的圖後，更深層的投入動作經驗中。當這張畫被完成之後，Fay接著問說：「為什麼我們不按照這些形狀來舞動呢？」她描述當這位婦女針對圖畫作出反應動作時，如何「變得比較不具做作的風格，而且更加隨性」。當Fay對這個經驗進行思考時，她說：「這位婦女似乎真正的進入了這張圖畫裡，並且成為那些向內捲曲的螺旋狀了。」

這支錄影帶呈現出我在藝術治療中所提到的「全然表達」。Fay展示了不同的藝術類型，如何可以彼此支援和互相增強，而這支影帶同時也記錄下在治療實踐中，我們如何從一種媒材轉換到另一種媒材。在整個治療過程的背景中，存在著一種從一項活動轉換到另一項活動的自然

流動感覺。

　　Fay為她的個案所營造出來的安全環境，在錄影帶中被生動的表現出來，她同時示範出在一個治療環境中，如何能讓一個人自由的移動，以及如何用一種能促進安全感的方式去見證一個人的表達。我被Fay在錄影帶中所表現出的優雅和簡約的動作本質所感動，她藉由基本動作來達到安定的感覺，並且傳達出一種神聖感，而這種神聖感瀰漫了整個空間，也因此無庸置疑的讓個案深深的投入其中。未來的研究方案也許可以專注在探討一位治療師的動作、聲音和整體的表現，如何會影響到個案的表達。錄影帶將會成為一個主要用來產生資料和記錄成效的藝術媒體。

■　　錄影帶也可以被用來記錄藝術治療實踐歷史的一種主要形式。研究員也許可以從民族學的角度去使用錄影帶，以作為一種探究治療經驗的文化、價值和儀式的方法，並且按照年代將藝術治療的日常實踐記載下來。

　　Helen Landgarten曾製作了一支錄影帶〈環境對藝術家的影響〉（Environmental Effects on the Artist），這支影帶呈現了自然環境對她自己的藝術表達所造成的影響，並且也展示出，介於山水風景與被這些風景所激發的繪畫作品之間的關係。Paul Newham在自己所製作的一部影片〈向遙遠的地方吶喊〉（Shouting for Jericho）中，具治療性的使用聲音來記錄他的工作。雖然這支影片最初是要用來當作一項課程訓練的工具，但是Newham的錄影帶可以被當成是一種將聲音運用在治療中的深入研究。這些錄影作品的每一個層面都可以被當作是研究來看待。

　　透過錄影帶，使我們有機會去看到及聽見，人們對他們自身經驗和動機的第一手反映。這種影片媒體，確認了口頭語言只是整體研究活動和敘述式溝通背景下的一種角度而已，然而最重要的是，質優精良的影

片似乎能對觀眾產生更重大的影響，並且頗爲實用有效。論辯式的研究
類型，也許可以藉由更加留意對具有說服力之錄影工具的運用，以均衡
一下它對統計法的過度專注。

■　Carolyn Fay Grant的錄影帶製作人，最近又完成一部影片〈跳舞的
時刻〉（A Time to Dance）（Canner, 1998）。這部影片記錄了一位舞
蹈／動作治療的前輩，Norma Canner的生平和工作。之所以激發出這
部影片的製作，主要是來自於想要「捕捉」Canner與其他人一起工作的
方法，因爲就像許多藝術家一樣，Canner從來不去寫下自己如何從事治
療。這部影片的製作人，示範了這種媒體如何可以成爲一種藝術本位研
究的模式。他們廣泛的去訪問Canner，並且記錄下她與人們一起工作的
過程。他們同時也訪問了那些知道Canner，而且在她過去生命中的某一
段時間裡，曾與她一起共事過的人。那些製作人研究了一些檔案紀錄，
並且顯示出在Canner的職業生涯中，她的臨床實務工作是如何成形的。
有關Canner所作之事的歷史性影片和錄影帶片斷，最後被編輯成爲一支
完整的紀錄片，這種作法呈現出紀錄片製作人的藝術，如何可以成爲一
種主要的研究活動。這部影片，闡明了藝術本位研究能創造出高品質藝
術的成果。

　　類似像這樣的一項專案，需要依賴從基金會或其他資源所捐贈的龐
大經費，影片製作人Ian Brownell和他的製作團隊，藉由募款來創作出
〈跳舞的時刻〉，他們的目標是要讓Canner在創造性藝術治療中的臨床
實踐，能被廣大的觀眾所瞭解。

　　我們需要面對自己在專業上的無能，因爲我們還尚未去使用藝術
媒體，來記錄和呈現我們工作的成果和過程。如果行爲科學的概念和文
字，不能勝任地去顯示藝術治療的獨特性質和精神，那我們爲什麼要堅
持使用它們來當成是唯一的研究模式呢？

■　具藝術性的去運用錄影帶，就好比是顯微鏡提升了生物學一樣，它可以促進我們對藝術治療的研究。

　　David Aldridge認為，只用口頭描述藝術治療經驗，總像是「與實際活動還有幾步路距離的疏離感一樣」（1993c, p.200）。但是，即使直接的治療經驗，也只能「存活在當下，並且僅能被部分的理解，而無法完整的被記述下來」（同上，p.200）。錄影技術把我們與那個「實際活動」更加拉近，但它將永遠無法完全的記錄下整個經驗。

　　一些研究方案可以去探索出許多方法，來讓錄影技術縮小介於直接經驗和紀錄片之間的隔閡。我們也可以去探究和記錄下在這個新科技中，還有什麼尚未被開發的？在藝術治療活動範圍內，還存在哪些是無法被完全報導出來的？而又有哪些是可以被報導出來的呢？這兩個領域如何彼此相互影響呢？錄影這個藝術媒體所記錄和詮釋的內容，有什麼是能「添加」到藝術治療的經驗中呢？

■　近五年來，我在一項研究專案裡所執行的所有藝術治療活動，差不多都被錄影下來，這個經驗教導了我，美感因素是如何重大的影響我們對日常經驗的觀察。操控攝影鏡頭的人，在當下的任一時刻裡，去決定哪些是要被保存下來，每一秒鐘的治療經驗都取決在這種詮釋下的編輯過程，也因此，在任何生命處境中，沒有所謂單一且客觀的觀點。

　　一項研究專案可以被設計來與三位以上的攝影藝術家合作，這些藝術家在一個團體進行中，或是更簡單的，只由單獨一位參與者去粉刷房間的過程裡，對每一時刻的動作進行記錄。我預測，如果這些藝術家已經發展出高度的創意風格，那麼，所錄影下來的內容，會彼此都不盡相同。除了去記錄下不同攝影藝術家之間的差別外，我們也可以對錄影帶進行分析，以辨識出在所有不同人的詮釋下，是否存在著一些共通的模式。研究者也許可以去探索，在什麼樣的程度內，如果我們自由的且具

美感的對同一個經驗進行詮釋，能否藉此表達出各種差別或相似處，而這些差別或相似處，對藝術治療的臨床實踐的暗含意義又是什麼？

多年來，我透過錄影帶來觀察自己的治療工作，我因此體會到，一些研究計畫如何可以密切的去探討關於自我督導這個議題。在自己的治療風格中，有哪些是你所喜歡的？有哪些是你所不喜歡的？你如何看出哪些是有效的？哪些又是無效的？在不同的時期裡，你是否觀察到自己的治療方法有所改變？而哪些特質是仍然保持一致的？

■　William Condon 進行了一項研究來重新檢驗有關人際互動的慢動作影片，他為我們提供了一種研究模式，這項研究探討了，如果我們不辭勞苦的去解析人類動作表達的精微鏡頭，我們可以因此貢獻出重要的心理學見解。Condon對各種動作間的相互影響所作的研究報告顯示，一個人跟其他人在談話的同時，也運用了肢體來溝通，以維持一種具節奏性的連結。當我們與另一個人對談時，肢體的表達和對話內容，同時構成了整段會話。Condon對自己在影片中的觀察進行分析後得知，情緒障礙的人通常無法與其他人維持這種動作的聯繫，他們也易於顯示出，不同個人肢體表達的部分，缺乏一種韻律性的統合（*Condon and Ogston, 1966*）。這些發現對動作治療師來說，具有重要的暗含意義，因為他們可以藉此努力的去促進動作表達的統合。

Condon的研究也可以被運用到藝術治療的動覺層面上，研究員也許可以考慮去探討，人們在從事藝術創作時所拍攝下來的影片。我們是否能從所有的影片中，發現某些自然浮現出來的模式或主題？是否能將某些特定的治療特性，歸因於不同的動作呢？具有情緒障礙的人，所表現出來的動作或姿勢，能否與他們的精神狀態相結合呢？有可能在藝術活動中，去辨識出一套屬於「健康」動作的特徵規則呢？

■ 我曾經描述過，創造精力的蛻變能量與治療的動力相一致。在藝術治療中，負向的能量能被轉換成充實生命的藝術表達，Edith Kramer形容：

> 藝術治療在什麼時候能達到最有效用，是當它幫助孩子們，去從那些干擾他們生命的物質中，進行創作藝術。創造性的工作讓他們投入在一種積極的掙扎中，並且專注於十分重要的藝術題材裡。兒童在藝術創作中所經歷的情感氣息，是要和全心奉獻的藝術家所表現出來的專注一樣，而非只是像一般兒童較隨性的去享受藝術活動而已（*1971, p.232*）。

我們也許可以進行一些研究專案，來比較介於在憤怒或遭受情緒困擾的時刻裡所從事的藝術創作，和在較輕鬆及漫不經心的狀態下來創作，兩者之間所產生的治療效果。我們真誠的在自己的情緒上掙扎時的強弱程度，與因此而獲得治療性蛻變的範圍大小之間，是否也顯示出任何的關聯性呢？人們在情緒困擾期間的自我表達方法，是否存在著大量的可變因素呢？我們是否可以分辨出，當一般人被激怒時，他們是比較容易釋放情緒呢，還是隱藏情緒？介於藝術家的表達和他們的情緒狀態之間的關聯性，是否只是純粹的個人事件呢？

■ Lynn Kapitan指出，藝術治療能在減少暴力上，爲我們的文化作出一項重要的貢獻（*1997*）。藝術如何能改善暴戾衝動呢？在富有成效的藝術創作中，是否也存在著一些具暴力和毀滅性的觀點呢？藝術是否能幫助我們變得較意識到自己的暴力觀點，並且發現出一些建設性的方法來運用那股衝動呢？用藝術來表現出暴戾之氣，是否總是能帶來具治療性的蛻變呢？我們可以將藝術創作中，具挑釁的姿態所產生的作用，

拿來與在高度控制下，對暴力題材所進行的描述，相互作比較。我因此
可以預想出一些研究，這些研究能去調查那些具挑釁的姿態，並且探討
出，在什麼範圍內，這些動作能夠釋放且疏導暴戾之氣呢？而這些藝術
表達，是否能幫助我們去瞭解自己身體內所存有的暴力來源呢？

■　根據我自己的經驗，治療的空間必須傳達出一種安全感，如此才能
去支援我們對衝突和緊張的開放性投入。一項研究計畫，也許可以系統
化的去探索，在一個藝術治療空間中，什麼樣的生理、心理和藝術狀
態，能提供那股安全感，並且也同樣重要地去調查，在什麼樣的情況
下，會毀壞那一股安全感。在藝術治療中，我們對治療師和參與者所進
行的訪談，以及研究者本身在不同類型的環境下，所從事的藝術探究，
都可以產生研究資料。另外，對治療活動進行觀察，並且拜訪不同的藝
術治療機構，將產生有關對如何營造環境來助長安全感的重要資訊。

■　在我自己的藝術治療經驗中，我已經重複的發現，令人感到害怕或
具暴戾之氣的圖像，從來都不會「出來」傷害那個創造出它們的人。這
種對所有表達形式的接受，已經成為一個在我的臨床實踐中，能夠提供
安全感的關鍵性因素。一項研究專案可以被設計，來決定是否其他的藝
術治療師也會同意這種看法。我所經驗到藝術圖像的無害本質，是否是
我致力於創造出安全環境的延伸？

　　藝術的確具有毀滅性的力量。一些歷史性和實驗性的研究，也許可
以去探索藝術會用什麼方式，以及在什麼時候會對人造成傷害。濃烈的
藥材總會在濫用下形成有害的品質，也因此，研究人員也許可以去探究
出不同濫用藝術治療的結果。

■　Wendy Beckett修女已經成為一位在藝術欣賞上著名的評論家，

她描述過自己如何因為藝術的治療力量，而開始投入於藝術當中。她「鑽」進藝術影像內，並且藉此獲得力量。一項研究專案，也許可以面談那些具備不同的能力去投入藝術當中的人，這種研究的目的是要發掘出，當這些人在思考藝術影像時，他們到底經驗了什麼？是能量、愉悅、美感的刺激、幻想，或者是靈感呢？這些訪談也許能同時探討這種對藝術的投入，是否對這些人的生命經驗，產生更具普遍性的影響？如果有影響，那所帶來的影響是什麼？

■　　我的研究一直在探索如何去刺激、培養和獲得藝術的醫療精神。我把藝術良藥定義為是一種能量的灌注。在我整個藝術治療生涯裡，我持續的被一股不間斷的評估慾望所牽引著，因為我想要知道創造性的精神是否能存活在治療背景之下。我試著在我的治療工作中去激發創造性能量，並且相信它將會自行找到出路，而通往需要它的領域去。

Harriet Wadeson描述了藝術治療的「活化特質」，她並且也指出，人們之所以會因藝術而改變，也許是因為他們的創造能量被藝術給活化了：

> 我不知道該如何去解釋這樣的觀察，但是當我在藝術活動中變得「活化」起來時，我體驗了自己不斷改變活力程度，也許這種改變僅僅只是因為我身體移動所造成的，但我對此感到懷疑，因為在藝術創作時，肢體運動所產生的活力通常不會大過於說話時所費的體力。我比較傾向於去相信，這是由於創造能量的釋放，以及比說話更加直接投入在經驗中所造成的（*1980a, pp.11-12*）。

我們不妨去進行一些研究，在這些研究中，你可以仔細的去觀察就

如Wadeson所形容的，一個人在活力上的改變。這類的研究，也許透過以你個人直接的藝術表達為基礎來完成會比較有效率。使用不同類型的藝術活動來作實驗，並且記錄下這些活動如何影響你的活力程度。在投入藝術活動後，你是否感到比較開放、放鬆和具包容力呢？形容一下你在從事藝術創作之前、過程中的各個階段、完成之後、與你所完成的藝術作品互動後、在陳述完自己作品之後，或者是與其他人具創意的解釋此作品後的各種活力程度。生理回饋科技能提供資料，來與口語的評量分析作比較。

我們不妨去發掘出，什麼樣的藝術表達特質能活化、安定，並且激發出自己在活力程度上的其他轉變。

有史以來，藝術治療專業已經被視為能在治療上使用藝術來促進兩種主要的結果：訊息的溝通交流，以及表達性的釋放或情感的昇華。當我們從一種專注於表達和接收能量機會的全新角度，去處理整個藝術治療的過程時，會發生些什麼呢？其他人的藝術表達有活化你嗎？在藝術治療經驗中，是否存在著一種正向的能量感染力呢？

在藝術本位研究中，我們並不只是在研究自己，而是同時去探究藝術能量比較自發性的過程，而這種藝術能量是在創造性活動的自然狀況下產生的。我們會關心介於自己與這些媒材和過程之間的互動關係，因為藝術治療最終是有興趣於去瞭解，藝術創作時的肢體活動如何影響著我們。

當你去實驗各種藝術媒材時，不妨記錄下它們個別的活化特質。你在什麼地方感到被激奮？或感到平靜？記錄下你對不同藝術媒材所產生的情緒反應，也把你的反應跟其他人作比較。這些個人對媒材的反應，是具有持續性呢，還是會改變？這些反應在治療實踐上，具有什麼樣的涵義？

■　在團體中或個人的創造性能量，可以比喻成一種循環的生態系統，我發現這個系統需要在多種的表達領域裡被活化，其目的是爲了要極盡可能的增強創造性能量的流動。我們對所有這些感覺的投入，能提供在一個團體或個人的創造性複合體下，一種較自由且完整的能量循環。而這個完整的循環表達，同時加強了在個別紀律下所完成的創作。獨斷的只專注在一種藝術形式，也許會阻礙到更加複雜之創造性表達的消退和流動。

　　我們不妨去綜合不同的藝術形式，並且對它們之間的相互轉換作用進行實驗。在作畫之前、中、後，藉由從事暖身活動或動態冥想，你是否因此感到被活化呢？這些肢體性的表達是否能幫助你專心一致，或者是分散了你的精力呢？那麼擊鼓聲或吹笛聲又是如何影響你的繪畫呢？

■　當藝術治療界認清了自己在能量品質上的重要性時，我們將能使用醫學、物理學和生理科學的研究方法，來理解藝術影像對知覺、神經系統、情緒和精神意識所造成具動力性的影響。藝術影像本身存有著巨大的生命力，然而我們卻很少去瞭解，如何有療效地來獲取它的醫療能量。生理回饋療法和其他現代科技，能被用來調查我們對一件藝術作品的認知，如何在生理上影響到觀者。較不科技的實驗，或許也可以被運用來理解視覺藝術影像充滿能量的特質，例如：Reiki方法可以被使用來研究藝術影像的能量性質。透過觸覺，我們可以用身體去探索不同方法，來經驗從立體作品中所傳達出來的能量。我們的雙手也可以被使用來「掃描」二度空間圖像的表面，並且在生理上接收它們具有能量的表達。這些研究活動，將能拓展我們在藝術治療實踐中，獲取豐富生命能量的方法。

歷史

■　我們對治療的敘述，通常被形容爲是案例「歷史」。歷史編載了經驗，它述說了有關過去發生些什麼的故事，所以它通常是敘述性格式，或把焦點放在某些主題、重要的改變、結果，以及其他在資料上較客觀的特徵。由於臨床治療界已經排外的只認同科學，我們因此還未能在創造性藝術治療中，充分的去與歷史學和其他人類學的研究方法合作。個案「歷史」能將臨床治療與存在已久的研究傳統相結合。

　　Junge和Linesch肯定了歷史性研究的價值，因爲它可以是從事藝術治療研究的方法之一（*1993*）。我們需要對藝術治療界的先驅和開創者的生平，進行傳記式或自傳體的報導。一些傳記式的研究，也許可以集中在單獨一個人、兩位風格相反或非常相似的藝術治療師，以及一些表達出不同學校理念或臨床取向的團體上。歷史性的研究也可以專注在構想、方法和人身上。介於不同觀點之間的緊張局勢，可以對研究提供具生產力的焦點。

■　藝術治療界需要更嚴肅地去看待自己的歷史，並且針對臨床實務工作者的經驗所作的記錄和詮釋，給予更高的評價。我們除了專注在藝術治療專業創立者的生平外，也可以去發展出新穎的資訊，和對此領域較新奇的觀點。我們也能夠去記錄下關於藝術治療歷史的「內行人」和「外行人」觀點，並且相互作出比較。內行人也許可以定義爲，被藝術治療界的組織勢力所認可的臨床實務工作者，而外行人則指的是那些對藝術治療有所貢獻，但尚未被承認的人。我們也需要進行一些研究來關注在我們的專業性文獻，因爲這些文獻是歷史資料的來源。

■　最近在《藝術治療：美國藝術治療協會期刊》（*Art Therapy*：

Journal of the American Art Therapy Association）中，有一篇主題文章針對一位藝術治療前輩Cliff Joseph，進行一個擴大的訪談（*Riley-Hiscox, 1997*）。這段訪談承認了Joseph是首批非裔美國藝術治療師之一，以及他曾參與了美國藝術治療協會第一次聚會的地位。這篇訪問是一個重要的歷史性紀錄，我並且相信，當我們加強了這類型的研究時，我們的專業將會經驗到一種相對應的擴展。我對Cliff Joseph之所以投入在藝術治療中的政治性動機，以及他在訪談中所提到的黑人緊急文化聯盟（The Black Emergency Cultural Coalition），和他在紐約市的曼哈頓拘留所（Tombs）與囚犯進行藝術治療的工作，感到特別有興趣。Joseph描述到他離開了原本在商業藝術上的職業生涯，因為那個職業並沒有讓他的「天賦」被妥善的運用，他想要用一種更主動參與社會運動的方式去工作，而且這些價值觀持續的激勵他以社區為取向的藝術治療實踐（*Joseph and Harris, 1973; Joseph, 1974*）。我也曾經類似地渴望去使用藝術來建立一種深層的社區意識，所以就此投入在藝術治療中。我很確定，有許多其他的創造性藝術治療師也同樣分享了這些理想。

　　歷史性研究，也許可以把焦點放在一個像Cliff Joseph這樣的治療師身上，以集中去探討他所提出來的更廣泛主題。在創造性藝術治療專業中，我們十分需要去進行一些研究，來記錄下某些人如何因為政治和社會目的，而開始從事治療工作。我相信對制度化醫療的解構，將能產生一個新紀元，在此新紀元裡，積極地投入社會運動的創造性藝術治療課程，能對社會上所表現出來的需求作出回應。透過在一間大型的精神療養院工作，Cliff Joseph因此能實踐他的夢想，也許未來支持行動主義的治療師們，將能創造出一些新的服務方式，例如，城市內的藝術工作室課程、社區方案，以及現在逐漸與教會活動相結合的專案等等。

■　我們可以去研究各個藝術治療教育課程的成立。這種探究在此時此

刻非常有必要，因為我們目前也許還有機會去訪問到那些創立者和他們
的同事。我們可以去訪問督導第一位藝術治療教育研究所所長的學校行
政人員，或督導過藝術治療界第一批學生的臨床醫生，因為這類研究將
會對早期教育課程如何形成的過程，產生重要的新見解。

■　除了專注在探討各個藝術治療課程的歷史發展外，一項研究方案也
許可以針對兩種以上不同的課程發展成果、兩個以上的美國區域，或兩
個以上的國家來進行比較。或許我們也可以專注在某一個特定的歷史時
期（1970-1975或1970年代），並且努力去探討出，當時所有藝術治療
教育課程如何運作的全面性概觀。另外，現行的訓練課程可以和早期的
課程相互比較。一套特定的課程在一段時期內的改變，也可以被記錄下
來。

■　一項歷史性的研究，也許可以去探討美國藝術治療協會的教育準
則、能被協會認可的過程，以及在此專業內所有教育場所的演變。我們
能夠去評估那些教育準則和課程認可過程的效率。我可以預想出一項研
究專案，這項專案能從一些藝術治療教育人員那裡，蒐集到有關他們如
何讓課程獲得認可的正反兩方面的經驗、這個認可過程的整體價值，以
及對認可過程尋求改變的建議等資料。這種研究需要在一個歷史背景下
進行，才能夠去欣賞到整體的構成因素。

　　這類歷史性探究的主要阻礙之一，也許是出在於藝術治療師的研究
興趣上。雖然我個人一直對藝術治療專業的組織動力，以及它與更大範
圍的歷史性和社會力量的關係感到好奇，但我很少遇到藝術治療研究生
想要從事這類型的研究。但我可以理解的是，藝術治療師通常比較傾向
於對藝術經驗的心理和治療動力感興趣。Holly Feen-Calligan在1996年
針對藝術治療專業所作的研究，希望能激勵出增強歷史性研究的興趣。

在另一個以歷史爲取向的研究報告中，Feen-Calligan與Margaret Sands-Goldstein共同合作去探討，介於那些藝術治療前輩的個人藝術創作活動，和他們的藝術治療臨床實務工作間的相互影響（*Feen-Calligan and Sands-Goldstein, 1996*）。這項研究使用了行爲科學式的問卷調查，爲了是要蒐集具歷史性的資料，從每一位前輩的創作中所挑選出來的藝術作品也被包含在其中。Feen-Calligan和Sands-Goldstein已經撰寫出目前藝術治療文獻中最創新的論文之一，他們的研究方法包括了藝術、自傳式的反省、歷史和對話，所有這些要素都被融合在一篇用來處理介於個人創作、生涯發展和臨床實踐之間關係的文章裡。這份研究成功地示範出，具創意的研究員，總是能夠去發現獨特的方法，來調查激發他們靈感的議題。一項專案的研究結果，可以被視爲是一種新穎的且刺激思考的資訊產品，而這件產品能被用原創性的方法呈現。

■　我們可以從一種歷史性的觀點去研究，像就業率、工作類型、在進入藝術治療研究所之前的職業背景、學生的年齡層、性別和文化背景、對藝術治療領域的堅持，和生涯改變等等議題和結果。全面性的回顧歷史文獻將能產生許多在研究上的不同焦點。

■　組織歷史性研究的方法，可以被應用在個案研究上。我發現，從多重角度中，去使用單一個案研究的紀錄來進行實驗是頗爲有用的。在研究裡，將不同的資料來源囊括在一篇單獨的敘述文內是頗爲常見的（例如，治療師的觀察結果、記錄思考病患的日記、病患家屬的意見、其他治療師對此病患的見解等等）。然而，我們可以去試驗使用幾個分開的敘述文，來記載下對不同人的觀察，這樣的作法也許會頗爲實用。這種區別將能加強不同觀點的眞實性，並且在防止它們無可避免地混入到記錄者的個人見解上會有所幫助，因爲那種個人見解是構成單一敘述文的

特性。有許多歷史性和文學性的研究，為這類型的探究提供了典範。

■　一項歷史性的研究，也許可以廣泛的去記錄下各種應用藝術治療的範圍。在地理位置上，藝術治療已經在哪些地方被運用？什麼樣的機構已經開始支持藝術治療？當今的藝術治療師的工作內容是什麼，而這些工作內容與在不同時期內的其他藝術治療師所從事的治療活動，有什麼相似處？

成果評量

■　我們可以提供給那些參與藝術治療的人，一個簡單的用數字來統計程度大小的問卷。我們也許可以藉由這類問卷來詢問參與者，在他們完成藝術治療活動之前和之後，對藝術治療的價值有什麼不一樣的看法。他們對藝術治療過程的滿意程度是多少？他們是否因為這個藝術治療經驗而感到改變？他們同時也可以把藝術治療經驗和其他的治療模式相互比較。一套標準化的問題可以被所有藝術治療師所使用，而且，我們可以透過像美國藝術治療協會這樣的中心，來組織研究員所蒐集到的資料。

　　我也想請參與者去評估藝術治療經驗的一般性層面，例如：使用媒材、創作的過程、與治療師的關係，和產生此治療經驗的環境等等。我相信，這種作法會比較容易去測量出，以每一種藝術治療取向為特徵的基本結果，並且接著開始去「計量」所謂「對成果的感知能力」。

　　藉由藝術治療參與者對這些核心問題的反應，所蒐集到的全面性資料，在目前是有可能辦得到的，因為比起一、二十年前來說，現在有更多的人接受過藝術治療。由於藝術治療目前所包含的個案群，已經代表

了整個的治療服務範圍，因此，具有洞察力的參與者也會愈來愈多。此外，如果有一些接受藝術治療的病患，比較沒有能力去完成問卷，他們的家屬和其他照顧這些病患的治療師，也許可以協助提供一些資訊。

■　治療師的滿意度可以成為是藝術治療成果研究的焦點之一。治療師對藝術治療經驗的滿意程度，能在任何層面上暗示出治療效果嗎？介於治療師和個案對同一個治療經驗的滿意度上，是否存在著一種關聯性？治療師對環境因素所產生的反應，比起他們的個案來說，是較大，還是較小呢？

■　工作室藝術治療取向會比傳統的臨床環境更需要一套完全不同的成果評量方法嗎？
　　一種在藝術治療工作室環境下的基本運作程序，是否與一個在精神療養院內的程序不同呢？在這些不同的環境中，處理診斷和評估的方法有什麼差別？我們是否能夠去辨識出不同治療結果的相似和相異之處呢？在什麼程度下，治療環境決定了治療效果的定義和成就？我們可以不需要去考慮到環境的影響，而去評估治療的成果嗎？

■　我們也可以藉由成果評量，來對你自己個人的藝術表達進行實驗。在你開始創作之前，先辨識和預想出一些目標，然後去探究「造像的過程」是如何影響它們最後成形的程度，並且同時去觀察，不同的環境狀況如何影響這些目標的實現。

■　在整個教育社群裡，有愈來愈多人對以作品集為基礎的評量方法，逐漸感到興趣，這種趨勢為藝術治療成果研究提供了許多機會。作品集已經被廣泛的使用在公共教育中，因為它們具體的展現出，一位學生具

備哪些能力去從事哪些事情，以及這位學生在不同時期裡工作成果的變化，而標準化的測驗是無法提供這類型的資料。由於我們日益重視作品集方式的成果評量，因此增強了我們對更全面性資料的需要，而這些資料，記錄了一個人在某個範圍內，真正做了些什麼，他的工作進展同時會在此範圍裡被評估。

作品集也讓我們能去評量，在某一段時間內所「蒐集」到的所有藝術創作，而不像是在傳統藝術治療中，只傾向於專注在單一的診斷療程和／或測驗上。當成果評量集中在作品集的回顧時，這種作法對藝術治療的暗含意義是什麼？我們的診斷活動是否大多是根據心理測驗的觀點來建構，並且只相信單一的藝術表現就可以表達出一個人整體生命的複雜性？

除了藝術作品外，作品集也可以包含每一次治療會議的文字紀錄、筆記，和其他在藝術治療過程中所產生的資料來源。我們對個案的觀察和評量，也可以同時包括病患家屬和其他臨床工作人員對此個案的評估。作品集評量是以它的全面性、視覺資訊的概括，和它與藝術治療的整體協調性為特色。

電子設備為研究和作品集文件提供了許多嶄新的機會。因為多媒體資訊，現在可以用一種有秩序，並且能迅速被取得的方法來儲存。電腦科技將會對創造性的分析、呈現，和藝術治療資訊的交流可能性，帶來突破性的改革。

■ 我們可以去為藝術治療識別出藝術本位的成果，例如，藝術表達內容的改變、表達「品質」的變化、自發性的增加、更加持續地從事藝術創作，以及個案和治療師雙方在美感滿意度的變動等等。這些成果的變化，可以在單一的治療會面中，或橫跨長時期治療過程的背景下，被研究出來。

　　我們可以去探索一些方法來評估和描述這些成果，例如：觀察個案和治療師的藝術創作過程、檢驗個案和治療師所創作的藝術作品，以及請其他的觀察者加入到評估的過程中等等。

■　　我會想要進行一些研究來評估，在治療中，與一個人共同觀賞一件藝術作品的這種簡單過程，如何能活化這件藝術作品、所有參與者，和當下的環境。用來觀賞藝術作品的時間長短，如何能決定出最後的研究結果？觀賞者本身的紀律和專注程度，又會對最後的結果造成什麼影響？

　　我想再一次強調，具有活力特質的「觀賞」評估，是一種重要的美感活動。我們是否能將這種美感標準應用在一些研究方案的評量上呢？具有紀律的調查過程，能活化某些正在被研究中的特殊現象嗎？研究結果是觀賞品質的一種直接延伸嗎？

　　在C. G. Jung對積極想像的描寫中，他重複指出，僅僅簡單的去深思一個圖像，就能具有一種活化的作用：「我感覺到自己開始被鼓動，圖像逐漸被細節所豐富起來，它會移動並且成形。」（1997, p.145）

　　我們不妨去調查一下不同觀賞圖像的方法和經驗，並且評估它們的結果。

■　　在評估參與不同類型的藝術活動過程中或之後會產生什麼樣的感受上，啟發式的自我評量，可以成為是一個藝術本位研究的主要焦點。我們也許可以去記錄，當我開始創作藝術時，所產生的不同情緒反應和慾望。我的同事Linda Klein形容說：「每一次我在繪畫時，我總是從一個不同的情境當中，和用一種不同的動機來畫畫，但是，每次繪畫本身總是能帶我到一個更穩定的地方，一個能允許自己往後退一步的地方。」這種往後退一步的作用，可以比喻成是一種欣賞的感覺和一個增強的意

識。儘管Linda Klein的藝術表達是從各種情境下浮現出來的，她仍然描述出一種持續且穩定的結果。

你可以記錄下你在藝術創作後的感覺，並且在一段時間裡，把這些紀錄集結起來去做研究，以獲得成果。一項正式的研究方案，將能在某一段預設好的期間內，藉由定期的去從事藝術創作而受益，而這個方案的研究員，可以使用同樣的媒材和同樣的大小規格來創作，其目的是要將自然變數減到最小。此外，另一項研究也許可以去探索不同的媒材、時間因素和工作情境，會如何影響結果。

藝術治療界需要問問自己，所有這些在藝術創作上最基本且重要的問題。我們將能從那些把結果記錄下來的實驗性活動裡受益，因此，就先從自己用不同的藝術經驗觀點來進行直接的投入開始。當我們獲得一種對創造性過程更完全且更親密的理解時，我們將能更接近的去認識它的潛在治療力。

後　記

　　藝術治療和其他創造性藝術治療領域的最大吸引力，是它們擁有對未來創新發展的無限制潛能。在理解創造性過程的治療能量上，我相信我們目前才僅僅達到最基本的發展。我希望這本書前面兩個專注在藝術治療上的章節，將能幫助這門學科去擴展它的研究概念，我並且相信，我在藝術治療上所提到的任何想法，都可以應用到其他的創造性藝術治療領域裡。

　　我們目前已經逐漸的明白，有效的治療結果，往往是藉由使用在傳統醫療和心理治療範圍外的許多方法來達成的。創造性藝術治療界，已經為擴展這些具療效的可能性，作出重要的貢獻。然而，我們在很多地方仍然藉由傳統心理學和醫療模式，去想像和研究藝術的治療力量。在這本書當中，我已經試著去建議出許多發現的潛能，當我們將自己的研究扎根在以主要的藝術經驗過程為本位時，這些發現將會存在。

　　隨著我們學習到愈來愈多關於創造性過程的治療特質，我相信這些瞭解將能同時提升治療和藝術。在我整個的回顧完如何對藝術治療經驗

進行調查的所有可能性後，我已經試著去尊重，藝術本位研究是從較傳統的心理學探究中浮現出來的這個事實。我相信這樣的同盟關係，將能藉由對創造性過程的治療特質進行研究，所提供的創新方法來維持和改進。我期望這個藉由藝術所獲得的獨特探究模式，將不只能擴大我們在創造性藝術治療上的發現遠景，並且最終能幫助每一門專心致力於理解人類的學科，去拓展它們的研究領域。

Adamson, E. (1990) *Art as Healing*. Boston, MA and London: Conventure.

Aldridge, D. (1993a) 'Music therapy research I: A review of the medical research literature within a general context of music therapy research.' *The Arts in Psychotherapy 20*, 1, 11–35.

Aldridge, D. (1993b) 'Music therapy research II: Research methods suitable for music therapy.' *The Arts in Psychotherapy 20*, 2, 117–131.

Aldridge, D. (1993c) 'Arts therapy: The integration of art and therapy.' *The Arts in Psychotherapy 20*, 3, 201–204.

Aldridge, D. (1994) 'Single-case research designs for the creative art therapist.' *The Arts in Psychotherapy 21*, 5, 333–342.

Aldridge, D. and Aldridge, G. (1996) 'A personal construct methodology for validating subjectivity in qualitative research.' *The Arts in Psychotherapy 23*, 3, 225–236.

Allen, P. (1992) 'Artist-in-residence: An alternative to "clinification" for art therapists.' *Art Therapy: Journal of the American Art Therapy Association 9*, 1, 22–29.

Allen, P. (1995a) *Art Is a Way of Knowing*. Boston, MA: Shambhala Publications.

Allen, P. (1995b) 'Coyote comes in from the cold: The evolution of the open studio concept.' *Art Therapy: Journal of the American Art Therapy Association 12*, 3, 161–166.

Allen, P. and Reeves, E. (1998) 'Calling forth voices: Thesis writing for art therapy graduate students, implications for training in art therapy.' Unpublished paper.

Anderson, F. and Packard, S. (1976) 'Opening Pandora's box: Issues in definition – art education/art therapy.' *Viewpoints 52*, 31–46.

Arnheim, R. (1954) *Art and Visual Perception: A Psychology of the Creative Eye*. Berkeley and Los Angeles, CA: University of California Press.

Arnheim, R. (1962) *The Genesis of a Painting: Picasso's Guernica*. Berkeley and Los Angeles, CA: University of California Press.

Arnheim, R. (1972) *Toward a Psychology of Art*. Berkeley and Los Angeles, CA: University of California Press.

Arnheim, R. (1977) *The Dynamics of Architectural Form*. Berkeley and Los Angeles, CA: University of California Press.

Arnheim, R. (1986) *New Essays on the Psychology of Art*. Berkeley and Los Angeles, CA: University of California Press.

Arnheim, R. (1992) *To the Rescue of Art: Twenty-six Essays*. Berkeley and Los Angeles, CA: University of California Press.

Bachelard, G. (1994) *The Poetics of Space*. Trans. by Maria Jolas. Boston, MA: Beacon Press.

Barzun, J. and Graff, H. (1957) *The Modern Researcher*. New York, NY: Harbinger.

Beittel, K.E. (1973) *Alternatives for Art Education Research*. Dubuque, IO: William C. Brown.

Berry, P. (1974) 'An approach to the dream.' *Spring* 1974, 58–79.

Betensky, M. (1973) *Self-Discovery through Self-Expression: Use of Art in Psychotherapy with Children and Adolescents*. Springfield, ILL: Charles C. Thomas.

Betensky, M. (1977) 'The phenomenological approach to art expression and art therapy.' *Art Psychotherapy 4*, 3/4, 173–179.

Betensky, M. (1987) 'Phenomenology of therapeutic art expression and art therapy.' In J. Rubin (ed) *Approaches to Art Therapy: Theory and Technique*. New York, NY: Brunner/Mazel.

Betensky, M. (1996) *What Do You See? Phenomenology of Therapeutic Art Expression*. London: Jessica Kingsley.

Beveridge, W.I.B. (1950) *The Art of Scientific Investigation*. New York, NY: Vintage Books.

Bohr, N. (1987) 'Quantum physics and philosophy – Causality and complementarity.' In *Essays 1958–1962 on Atomic Physics and Human Knowledge; Volume III, The Philosophical Writings of Niels Bohr*. Woodbridge, CT: Ox Bow Press.

Brooke, A. (1996) *Healing in the Landscape of Prayer*. Cambridge, MA: Coley Publications.

Burke, K. (1997) Interview. Pepper Pike, OH.

Burleigh, L. and Beutler, L. (1997) 'A critical analysis of two creative arts therapies.' *The Arts in Psychotherapy 23*, 5, 375–381.

Burt, H. (1996) 'Beyond practice: A postmodern feminist perspective on art therapy research.' *Art Therapy: Journal of the American Art Therapy Association 13*, 1, 12–19.

Canner, N. (1998) 'A Time to Dance' (videotape). Produced by BTI Productions, Somerville, MA.

Capra, F. (1975) *The Tao of Physics*. Boston, MA: Shambhala.

Carnap, R. (1950) 'Empiricism, semantics, and ontology.' *Revue Internationale de Philosophie 4*.

Cassirer, E. (1954) *An Essay on Man*. New York, NY: Doubleday.

Cohen, B., Mills, A. and Kijak, A.K. (1994) 'An introduction to the diagnostic drawing series: A standardized tool for diagnostic and clinical use.' *Art Therapy: Journal of the American Art Therapy Association 11*, 2, 105–110.

Cohen, L. (1994) 'Phenomenology of therapeutic reading with implications for research and practice of bibliotherapy.' *The Arts in Psychotherapy 21*, 1, 37–44.

Condon, W.S. and Ogston, W.D. (1966) 'Sound and film analysis of normal and pathological behavior patterns.' *Journal of Nervous and Mental Disease 143*, 4, 338–347.

Derrida, J. (1994) 'Institutions, GREPH' in roundtable discussion with Jacques Derrida. Villanova University, October 3, 1994, http://www.cas.usf.edu/journal/fobo/vill1.

Einstein, A. (1901) Letter to Marcel Grossman, April 15. In G. Holton (1993) *Science and Anti-Science.* Cambridge MA: Harvard University Press.

Fay, C.G. (1996) 'At the Threshold: A Journey to the Sacred through the Integration of Jungian Psychology and the Expressive Arts' (videotape). Houston, Texas: The C. G. Jung Educational Center of Houston (produced by BTI Productions, Somerville, MA).

Feen-Calligan, H. (1996) 'Art therapy as a profession: Implications for the education and training of art therapists.' *Art Therapy: Journal of the American Art Therapy Association 13*, 3, 166–173.

Feen-Calligan, H. and Sands-Goldstein, M. (1996) 'A picture of our beginnings: The artwork of art therapy pioneers.' *American Journal of Art Therapy 35*, 2, 43–59.

Feen-Calligan, H. (1998) Letter to Shaun McNiff, January 13.

Fenner, P. (1996) 'Heuristic research study: Self-therapy using the brief image-making experience.' *The Arts in Psychotherapy 23*, 1, 37–51.

Fry, R. (1962) 'The artist and psychoanalysis.' *Bulletin of Art Therapy 1*, 4, 3–18.

Fryrear, J. and Fleshman, B. (1981) *Videotherapy in Mental Health.* Springfield, ILL: Charles C. Thomas.

Fryrear, J. and Corbit, I. (1992) *Photo Art Therapy: A Jungian Perspective.* Springfield, ILL: Charles C. Thomas.

Gadamer, H. (1977) *Philosophical Hermeneutics.* (D. Linge, trans. and ed.) Berkeley and Los Angeles, CA: University of California Press.

Gadamer, H. (1994) *Truth and Method.* Second, revised edition; translation revised by J. Weinsheimer and D. G. Marshall. New York, NY: Continuum.

Gallas, K. (1994) *The Languages of Learning: How Children Talk, Write, Dance, Draw, and Sing their Understanding of the World.* New York, NY: Teachers College Press.

Gardner, H. (1983) *Frames of Mind: The Theory of Multiple Intelligences.* New York, NY: Basic Books.

Geertz, C. (1973) *The Interpretation of Cultures.* New York, NY: Basic Books.

Giorgi, A. (ed) (1985) *Phenomenology and Psychological Research.* Pittsburg, PA: Duquesne University Press.

Grenadier, S. (1995) 'The place wherein truth lies.' *The Arts in Psychotherapy 22*, 5, 393–402.

Heisenberg, W. (1958) *Physics and Philosophy.* New York, NY: Harper Torchbooks.

Hillman, J. (1977) 'An inquiry into image.' *Spring 1977,* 62–88.

Hillman, J. (1978) 'Further notes on images.' *Spring 1978,* 152–182.

Hillman, J. (1979) 'Image-sense.' *Spring 1979,* 130–143.

Holton, G. (1973) *Thematic Origins of Scientific Thought.* Cambridge: Harvard University Press.

Holton, G. (1993) *Science and Anti-Science.* Cambridge, MA: Harvard University Press.

Horowitz-Darby, E. (1994) *Spiritual Art Therapy: An Alternate Path.* Springfield, ILL: Charles C. Thomas.

Jackson, K. (1997) Interview. Pepper Pike, Ohio.

Jenkins, K. (1988) 'Women of the cave: Nine images and an artist-therapist face each other.' Cambridge, MA: Lesley College Library. Unpublished masters thesis.

Jones, M. (1953) *The Therapeutic Community: A New Treatment Method in Psychiatry.* New York, NY: Basic Books.

Jones, M. (1982) *The Process of Change.* Boston, MA: Routledge & Kegan Paul.

Joseph, C. and Harris, J. (1973) *Murals of the Mind: Image of a Psychiatric Community.* New York, NY: International Universities Press.

Joseph, C. (1974) 'Art therapy and the third world.' Paper presented at the fifth annual convention of the American Art Therapy Association, New York, NY.

Jung, C.G. (1997) *Jung on Active Imagination.* Edited and with an introduction by Joan Chodorow. Princeton, NJ: Princeton University Press.

Junge, M.B. and Linesch, D. (1993) 'Our own voices: New paradigms for art therapy research.' *The Arts in Psychotherapy 21,* 1, 61–67.

Junge, M.B. (1994) 'The perception of doors: A sociodynamic investigation of doors in twentieth century painting.' *The Arts in Psychotherapy 21,* 5, 343–357.

Kapitan, L. (1997) 'Making or breaking: Art therapy in the shifting tides of a violent culture.' *Art Therapy: Journal of the American Art Therapy Association 14,* 4, 255–260.

Kapitan, L. (1998) 'In pursuit of the irresistible: Art therapy research in the hunting tradition.' *Art Therapy: Journal of the American Art Therapy Association 15,* 1, 22–28.

Kellogg, R. (1970) *Analyzing Children's Art.* Palo Alto, CA: National Press Books.

Kelly, G. (1995) *The Psychology of Personal Constructs* (Vols. I and II). New York, NY: Norton.

Kidd, J. and Wix, L. (1996) 'Images of the heart: Archetypal imagery in therapeutic artwork.' *Art Therapy: Journal of the American Art Therapy Association 13,* 2, 108–113.

Knapp, N. (1994) 'Research with diagnostic drawings for normal and Alzheimer's subjects.' *Art Therapy: Journal of the American Art Therapy Association 11,* 2, 131–138.

Knill, P., Nienhaus Barba, H. and Fuchs, M. (1995) *Minstrels of Soul: Intermodal Expressive Therapy.* Toronto: Palmerston Press.

Kramer, E. (1971) *Art as Therapy with Children.* New York, NY: Schocken Books.

Kraus. D. and Fryrear, J. (1983) *Phototherapy in Mental Health.* Springfield, ILL: Charles C. Thomas.

Langarten, H. (1981) *Clinical Art Therapy: A Comprehensive Guide.* New York, NY: Brunner/Mazel.

Landgarten, H. (1987) *Family Art Psychotherapy.* New York, NY: Brunner/Mazel.

Landgarten, H. (1993) *Magazine Photo Collage: A Multicultural Assessment and Treatment Technique.* New York, NY: Brunner/Mazel.

Landy, R. (1996) *Essays in Drama Therapy: The Double Life.* London: Jessica Kingsley.

Larew, H. (1997) 'Group art therapy used to increase socialization skills of older adults with mental retardation.' Pepper Pike, Ohio: Ursuline College Art Therapy Program. Unpublished masters thesis.

Larsen, S. (1977) *The Shaman's Doorway: Opening the Mythic Imagination to Contemporary Consciousness.* New York, NY: Harper and Row.

Levick, M. (1975) 'Transference and counter-transference as manifested in graphic productions.' *Art Psychotherapy 2,* 3/4, 203–215.

Levine, E. (1995) *Tending the Fire: Studies in Art, Therapy and Creativity.* Toronto, Palmerston Press.

Levine, S. (1997) *Poiesis: The Language of Psychology and the Speech of the Soul.* London: Jessica Kingsley.

Linesch, D. (1992) 'Research approaches within masters level art therapy training programs.' *Art Therapy: Journal of the American Art Therapy Association 9,* 3, 129–134.

Linesch, D. (1994) 'Interpretation in art therapy research and practice: The hermeneutic circle.' *The Arts in Psychotherapy 21,* 3, 185–195.

Linesch, D. (1995) 'Art therapy research: Learning from experience.' *Art Therapy: Journal of the American Art Therapy Association 12,* 4, 261–265.

Maclagan, D. (1995) 'Fantasy and the aesthetic: Have they become the uninvited guests at art therapy's feast?' *The Arts in Psychotherapy 22,* 3, 217–221.

McGraw, M. (1995) 'The art studio: A studio-based art therapy program.' *Art Therapy: Journal of the American Art Therapy Association 12,* 3, 167–174.

McNiff, S. (1973) 'A new perspective in group art therapy.' *Art Psychotherapy 1,* 3/4, 243–245.

McNiff, S. (1974) 'Organizing visual perception through art.' *Academic Therapy Quarterly 9,* 6, 407–410.

McNiff, S. and Oelman, R. (1975) 'Images of fear.' *Art Psychotherapy 2,* 3/4, 267–277.

McNiff, S. (1975a) 'Anthony: A study in parallel artistic and personal development.' *American Journal of Art Therapy 14,* 4, 126–131.

McNiff, S. (1975b) 'Video art therapy.' *Art Psychotherapy 2,* 1, 55–63.

McNiff, S. (1976) 'The effects of artistic development on personality.' *Art Psychotherapy 3,* 2, 69–75.

McNiff, S. (1977) 'Motivation in art.' *Art Psychotherapy 4,* 3/4, 125–136.

McNiff, S. (1979) 'From shamanism to art therapy.' *Art Psychotherapy 6,* 3, 155–161.

McNiff, S. (1981) *The Arts and Psychotherapy.* Springfield, ILL: Charles C. Thomas.

McNiff, S. (1986a) *Educating the Creative Arts Therapist: A Profile of the Profession.* Springfield, ILL: Charles C. Thomas.

McNiff, S. (1986b) 'Freedom of research and artistic inquiry.' *The Arts in Psychotherapy 13*, 4, 279–284.

McNiff, S. (1987a) 'Pantheon of creative arts therapies: An integrative perspective.' *Journal of Integrative and Eclectic Psychotherapy 6*, 3, 259–285.

McNiff, S. (1987b) 'Research and scholarship in the creative arts therapies.' *The Arts in Psychotherapy 14*, 2, 285–292.

McNiff, S. (1988) *Fundamentals of Art Therapy.* Springfield, ILL: Charles C. Thomas.

McNiff, S. (1989) *Depth Psychology of Art.* Springfield, ILL: Charles C. Thomas.

McNiff, S. (1991) 'Ethics and the autonomy of images.' *The Arts in Psychotherapy 18*, 4, 277–283.

McNiff, S. (1992) *Art as Medicine: Creating a Therapy of the Imagination.* Boston, MA: Shambhala Publications.

McNiff, S. (1993) 'The authority of experience.' *The Arts in Psychotherapy 20*, 1, 3–9.

McNiff, S. (1995a) 'Auras and their medicines.' *The Arts in Psychotherapy 22*, 4, 297–305.

McNiff, S. (1995b) *Earth Angels: Engaging the Sacred in Everyday Things.* Boston, MA: Shambhala Publications.

McNiff, S. (1995c) 'Keeping the studio.' *Art Therapy: Journal of the American Art Therapy Association 12*, 3, 179–183.

McNiff, S. (1997) 'Art therapy: A spectrum of partnerships.' *The Arts in Psychotherapy 24*, 1, 37–44.

McNiff, S. (1998) *Trust the Process: An Artistic Guide to Letting Go.* Boston, MA: Shambhala Publications.

Malchiodi, C. (1994) 'Introduction to special section of art-based assessments.' *Art Therapy: Journal of the American Art Therapy Association 11*, 2, 104.

Malchiodi, C. (1995) 'Studio approaches to art therapy.' *Art Therapy: Journal of the American Art Therapy Association 12*, 3, 154–156.

Malchiodi, C. (1996) 'Art therapists in cyberspace.' *Art Therapy: Journal of the American Art Therapy Association 13*, 4, 230–231.

Mills, C.W. (1959) *The Sociological Imagination.* London: Oxford University Press.

Moon, B. (1990) *Existential Art Therapy: The Canvas Mirror.* Springfield, ILL: Charles C. Thomas.

Moon, B. (1992) *Essentials of Art Therapy Training and Practice.* Springfield, ILL: Charles C. Thomas.

Moon, B. (1994) *Introduction to Art Therapy: Faith in the Product.* Springfield, ILL: Charles C. Thomas.

Moon, B. (1997) *Art and Soul.* Springfield, ILL: Charles C. Thomas.

Moore, T. (1990) *Dark Eros: The Imagination of Sadism.* Dallas, T: Spring Publications.

Moustakas, C. (1990) *Heuristic Research: Design, Methodology, and Applications.* Newbury Park, CA: Sage Publications.

Naumburg, M. (1973) *An Introduction to Art Therapy: Studies of the 'Free' Art Expression of Behavior Problem Children and Adolescents as a Means of Diagnosis and Therapy.* New York, NY: Teachers College Press.

Neale, E. and Rosal, M.L. (1993) 'What can art therapists learn from the research on projective drawing techniques for children? A review of the literature.' *The Arts in Psychotherapy 20*, 1, 37–49.

Newham, P. (1993) *The Singing Cure: An Introduction to Voice Movement Therapy.* London: Rider Random House.

Newham, P. (1998) *Therapeutic Voicework.* London: Jessica Kingsley.

Packard, S. and Anderson, F. (1976) 'A shared identity crisis: Art education and art therapy.' *American Journal of Art Therapy 16*, 21–32.

Paquet, N. (1997). 'The mask ritual: An ancient path of transformation for modern times.' Institute of Transpersonal Psychology, Palo Alto, CA: Unpublished doctoral dissertation.

Perdoux, M. (1996) 'Art beyond humanism: Non-western influences on an art therapist's practice.' *Art Therapy: Journal of the American Art Therapy Association 13*, 4, 286–288.

Polanyi, M. (1966) *The Tacit Dimension.* Garden City, NY: Doubleday.

Politsky, R. (1995a) 'Penetrating our personal symbols: Discovering our guiding myths.' *The Arts in Psychotherapy 22*, 1, 9–20.

Politsky, R. (1995b) 'Acts of last resort: The analysis of offensive and controversial art in an age of cultural transition.' *The Arts in Psychotherapy 22*, 2, 111–118.

Politsky, R. (1995c) 'Toward a typology of research in the creative art therapies.' *The Arts in Psychotherapy 22*, 4, 307–314.

Prinzhorn, H. (1972) *Artistry of the Mentally Ill*, trans. by Eric von Brockdorff. New York, NY: Springer-Verlag (Originally published in German in 1922).

Quail, J. and Peavy, R.V. (1994) 'A phenomenological research study of a client's experience in art therapy.' *The Arts in Psychotherapy 21*, 1, 45–57.

Rice, J.S. (1987) 'Mother may I? The story of the painting "Last Day at State Beach": A portrait of a mother by her daughter, its beginning, its life as a creative process, and how this process may never end.' Cambridge, MA: Lesley College Library. Unpublished masters thesis.

Richards, M.C. (1995) Foreword. In: P. Allen, *Art is a Way of Knowing.* Boston, MA: Shambhala Publications.

Riley, S. (1997) 'Social constructionism: The narrative approach and clinical art therapy.' *Art Therapy: Journal of the American Art Therapy Association 14*, 4, 282–284.

Riley-Hiscox, A. (1997) 'Interview – Cliff Joseph: Art therapist, pioneer, artist.' *Art Therapy: Journal of the American Art Therapy Association 14*, 4, 273–278.

Robbins, A. (1973) 'The art therapist's imagery as a response to a therapeutic dialogue.' *Art Psychotherapy 1*, 3/4, 181–184.

Robbins, A. (1987) *The Artist as Therapist.* New York, NY: Human Sciences Press.

Rogers, C. (1965) 'Some thoughts regarding the current philosophy of the behavioral sciences.' *Journal of Humanistic Psychology 5*, 182–194.

Rosal, M.L. (1989) 'Master's papers in art therapy: Narrative or research case studies?' *The Arts in Psychotherapy 16*, 2, 71–75.

Rosal, M.L. (1993) 'Comparative group art therapy research to evaluate changes in locus of control in behavior disordered children.' *The Arts in Psychotherapy 20*, 3, 231–241.

Rubin, J. (1984) *The Art of Art Therapy.* New York, NY: Brunner/Mazel.

Rubin, J. (1987) *Approaches to Art Therapy: Theory and Technique.* New York, NY: Brunner/Mazel.

Salvo, D. (1997) *Home Altars of Mexico.* Albuquerque: University of New Mexico Press.

Santayana, G. (1955) *The Sense of Beauty.* New York, NY: Dover.

Schön, D.A. (1983) *The Reflective Practitioner: How Professionals Think in Action.* London: Basic Books.

Shapiro, J. (1989) 'Descent into image: An archetypal picture-story. Cambridge, MA: Lesley College Library. Unpublished masters thesis.

Shlain, L. (1991) *Art and Physics.* New York, NY: Morrow.

Skinner, B.F. (1962) *Walden Two.* New York, NY: Macmillan.

Skinner, B.F. (1972) *Beyond Freedom and Dignity.* New York, NY: Knopf.

Talbott-Green, M. (1989) 'Feminist scholarship: Spitting into the mouths of the gods.' *The Arts in Psychotherapy 16*, 4, 253–261.

Tibbetts, T. (1995) 'Art therapy at the crossroads: Art and science.' *Art Therapy: Journal of the American Art Therapy Association 12*, 4, 257–258.

Toma, J.D. (1997) 'Alternative inquiry paradigms, faculty cultures, and the definition of academic lives.' *Journal of Higher Education 68*, 6, 679–705.

Trotter, W. (1941) *Collected Papers of Wilfred Trotter.* London: Oxford University Press.

Ursuline College (1989) *Graduate Studies Theses Presentation: Master of Arts in Art Therapy.* Pepper Pike, Ohio.

Ursuline College (1990) *Graduate Studies Theses Presentation: Master of Arts in Art Therapy.* Pepper Pike, Ohio.

Ursuline College (1991) *Graduate Studies Theses Presentation: Master of Arts in Art Therapy.* Pepper Pike, Ohio.

Ursuline College (1992) *Graduate Studies Theses Presentation: Master of Arts in Art Therapy.* Pepper Pike, Ohio.

Ursuline College (1993) *Graduate Studies Theses Presentation: Master of Arts in Art Therapy.* Pepper Pike, Ohio.

Ursuline College (1994) *Graduate Studies Theses Presentation: Master of Arts in Art Therapy.* Pepper Pike, Ohio.

Ursuline College (1995) *Graduate Studies Theses Presentation: Master of Arts in Art Therapy.* Pepper Pike, Ohio.

Ursuline College (1996) *Graduate Studies Theses Presentation: Master of Arts in Art Therapy.* Pepper Pike, Ohio.

Ursuline College (1997) *Graduate Studies Theses Presentation: Master of Arts in Art Therapy.* Pepper Pike, Ohio.

Wadeson, H. (1978) 'Some uses of art therapy data in research.' *American Journal of Art Therapy 18*, 1, 11–18.

Wadeson, H. (1980a) *Art Psychotherapy.* New York, NY: Wiley.

Wadeson, H. (1980b) 'Art therapy research.' *Art Education 33*, 4, 31–35.

Wadeson, H. (1992) *A Guide to Conducting Art Therapy Research.* Mundelein, ILL: American Art Therapy Association.

Weiser, J. (1993) *Photo Therapy Techniques: Exploring the Secrets of Personal Snapshots and Family Albums.* San Fransisco, CA: Jossey-Bass.

Wertheimer, M. (1959) *Productive Thinking.* New York, NY: Harper.

Wolf, R. (1995) Invited response to 'Art therapy at the crossroads: Art and science.' *Art Therapy: Journal of the American Art Therapy Association 12*, 4, 259–260.

國家圖書館出版品預行編目資料

藝術本位治療研究法/雄恩.麥可尼夫(Shaun
McNiff)著；吳明富譯. -- 三版. -- 臺北市：
五南圖書出版股份有限公司, 2021.05
　　面；　　公分. --
譯自：Art-based research
ISBN 978-986-522-525-4（平裝）
1. 藝術治療
418.986　　　　　　　　110002671

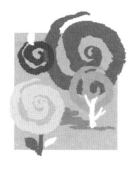

1BXO
藝術本位治療研究法

作　　者 ― 雄恩・麥可尼夫（Shaun McNiff）

譯　　者 ― 吳明富

發 行 人 ― 楊榮川

總 經 理 ― 楊士清

總 編 輯 ― 楊秀麗

副總編輯 ― 王俐文

責任編輯 ― 金明芬

封面設計 ― 王麗娟

出 版 者 ― 五南圖書出版股份有限公司

地　　址：106台北市大安區和平東路二段339號4樓

電　　話：(02)2705-5066　　傳　　真：(02)2706-6100

網　　址：https://www.wunan.com.tw

電子郵件：wunan@wunan.com.tw

劃撥帳號：01068953

戶　　名：五南圖書出版股份有限公司

法律顧問　林勝安律師事務所　林勝安律師

出版日期　2006年6月初版一刷
　　　　　2013年2月二版一刷
　　　　　2021年5月三版一刷

定　　價　新臺幣420元